マグネットデンチャーの臨床術式　著｜水谷　紘
中尾　勝彦

Basic
Clinical Manual
of Magnetic
Overdenture

[CD-ROM付]
マグネットデンチャーの臨床術式

著 水谷　紘　Dr. Hiroshi Mizutani　日本磁気歯科学会会長（平成18〜19年）　東京医科歯科大学 大学院医歯学総合研究科 助教授
中尾 勝彦　Dr. Katsuhiko Nakao　中尾歯科医院 院長

クインテッセンス出版株式会社　2006

Tokyo, Berlin, Chicago, London, Paris, Barcelona, Istanbul, Milano, São Paulo, Moscow, Prague, Warsaw, New Delhi, and Beijing

CONTENTS

| CHAPTER 1 | 磁性アタッチメントとは | 9 |

    1　磁性アタッチメントの原理と特徴　　10
    2　磁性アタッチメントの種類　　14

| CHAPTER 2 | 磁性アタッチメントの適応 | 15 |

    1　磁性アタッチメント適応症例の選定　　16
    2　選定歯について(適応症・歯根・歯周の状態)　　21
    3　設計の基本と応用　　24
    4　修理としての磁性アタッチメントの活用　　25

| CHAPTER 3 | 各磁性アタッチメント義歯の製作（CD-ROMダイジェスト版） | 27 |

    1　間接法(キーパー加熱法)　　28
    2　直接法(キーパー非加熱法)　　39
    3　セルフアジャスティング法　　41

| CHAPTER 4 | メインテナンス | 47 |

    1　プラークコントロール(口腔内)　　48
    2　プラークコントロール(義歯)　　49

| CHAPTER 5 | リライニング | 51 |

    1　リライニング(1回法)　　52
    2　リライニング(2回法)　　54

| CHAPTER 6 | 磁性アタッチメント使用上の注意事項 | 57 |

    1　MRI　　58
    2　ペースメーカー　　58

| CHAPTER 7 | 合着材料・付属品一覧 | 59 |

    索引　　61

序にかえて

　本書の刊行は磁性アタッチメントが多くの臨床に用いられて既に十数年を経た今日、なにか今更のように感じられるかも知れません。しかし、新しい先生方には未知の臨床課題と思われますし、既に活用されておられる先生方には"ここはどうか"などをご確認して頂く貴重な資料と言えましょう。

　磁性アタッチメントは、義歯を専門にしておられる先生方、また経験豊富な先生方には極めて簡単な診療術式で、患者さんには義歯の維持、安定が極めて良く、形態的・機能的ともに満足を得ている維持装置です。私はこれを"第三世代の維持装置"と位置付けています。しかし、その適応と製作法を誤ればいかに良い装置でもそれは駄目な価値のないものと評価され、使用されなくなります。残念なことにこの十数年の間にこのような症例が時にみられることがありました。このことは単に簡易であるとして不適切な処置が招いたものと思われ、磁性アタッチメントの使用に拒否反応を示す一つの大きな要因となっていました。

　この十余年を経た現在、磁性アタッチメントは形態、磁力（維持力）、機構（機能）から種々なものが開発され、症例に応じてその中から適切なものを選択でき、それぞれの臨床術式が確立されてきました。そこで、これらの磁性アタッチメントを有効、適切に使用する標準テキストが必要との要望があり、本書が作られました。

　本書は、7つの章に分かれており、第1章は磁性アタッチメントとはの概要を、第2章は何処までの症例を適応とするか、そして適応の目安について、第3章は製作上の基本として特に重視すべき支台歯の形成、そして磁性アタッチメント義歯製作に対しての間接法、直接法、セルフアジャスティング法を詳細に示しています。第4章は装着後のメインテナンスについて、第5章はリライニングについて、第6章はMRIなどに関する重要な注意事項について適切な指針を示しています。

　水谷先生は磁性アタッチメントの開発当初から臨床術式の基本を示されておりますが、ここではさらに先生の十数年にわたっての臨床に基づく手法とその技工術式を多くの写真と図によって明確に示しています。

　中尾先生は豊富な臨床経験に基づいての新しいクッション機構を持つセルフアジャスティングタイプについて開発時から精力的に関与しておられ、そのノウハウを主体に、また直接法による臨床術式を詳細に示しています。

　さらに、本書には臨床をより理解していただくよう両先生による臨床のCD-ROMが作られています。このCD-ROMと本に示されている詳細なステップの両者から臨床に直結するよう配慮されている新しいスタイルの本と言えます。

　本書に対する両先生の情熱に大いなる敬意を表すと共に、精力的に製品開発に対応されておられる愛知製鋼に感謝致します。また、診療撮影の場を快く提供して戴きました東京医科歯科大学歯学部附属病院並びにその撮影に協力戴いた学習研究社（学研）に感謝いたします。

　なお、本書の出版に大いなる理解とご協力を戴いたクインテッセンス出版に謝意を表します。

　最後に多くの先生方がこの本を活用され、患者さんに大いなる福音を与えることを期待しております。

2006.4　吉日
愛知学院大学名誉教授
磁性アタッチメント国際研究プロジェクト会長

平沼　謙二

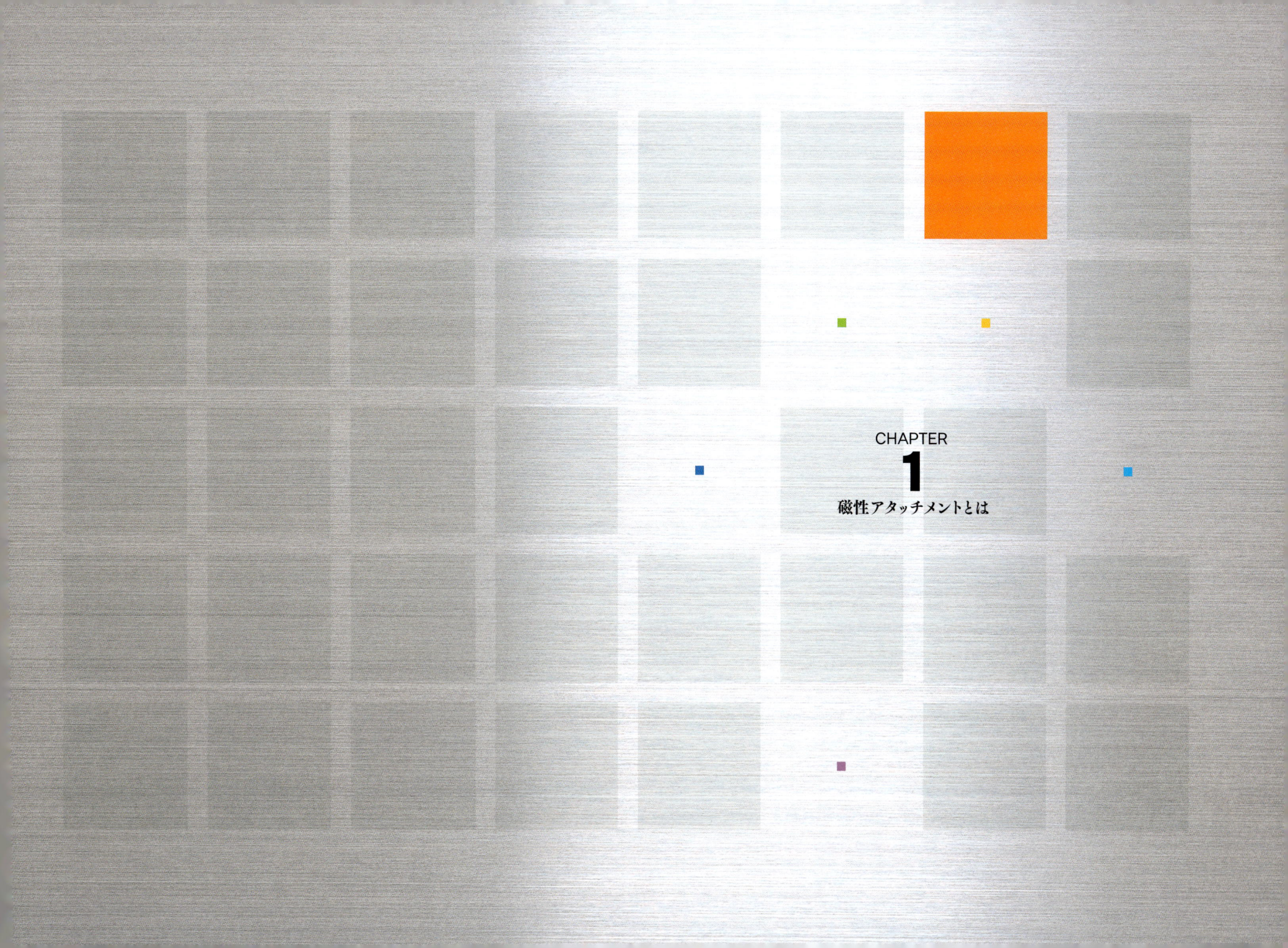

CHAPTER
1
磁性アタッチメントとは

1 磁性アタッチメントの原理と特徴

1 磁性アタッチメントの原理

磁性アタッチメントは磁石の力を利用した義歯の維持装置である。

磁石を内蔵した磁石構造体を義歯床に、それに吸着する金属板のキーパーを歯根に埋込み、両者にはたらく吸引力を利用して義歯を歯根に固定する（図1-1a）。

この磁気的な吸引力の特徴は、

(1) 半永久的な維持力

永久磁石の材料特性を利用しているため、減衰は生じない。

(2) 吸着面の垂直方向にのみ働く維持力

磁気的結合は有害な側方力や回転力が働くと簡単に解離する。

(3) 遠隔作用と3次元的な復元力

少し離れたところから作用し、自ら元の結合力を回復しようとする傾向など従来の摩擦力を利用した機械的な維持力と著しく異なっている。ただし、0.05mm以上離れると維持力は急激に低下する（図1-1c）。

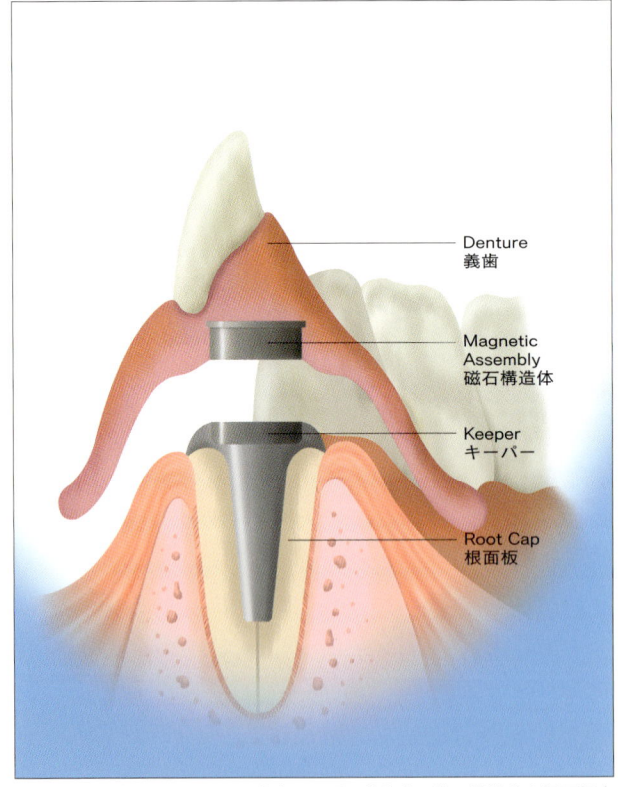

図1-1a　磁性アタッチメント義歯の原理。義歯内の磁石構造体と根面板内のキーパーとの間に働く吸引力を義歯の維持力として応用。

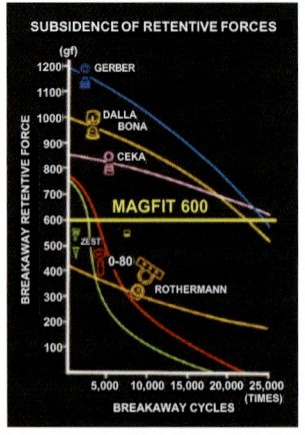

図1-1b　各種維持装置の着脱繰り返し後の維持力。磁性アタッチメントの維持力のみが変わらない。

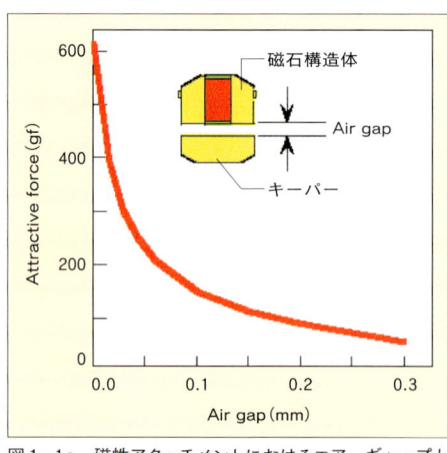

図1-1c　磁性アタッチメントにおけるエアーギャップと維持力の関係。

2 磁性アタッチメントの利点

　磁性アタッチメントを用いたオーバーデンチャーは着脱が簡単であることから、介護を必要とする患者や上肢の不自由な患者および高齢者にとって有意義な治療法であるということがいえる。また、従来なら抜歯せざるをえなかった歯根も、症例によっては活かせる治療であるので、歯の保存につながり、咬むことによる中枢神経への刺激による全身の健康に役立つ効果も期待できる(図1-2-1)。
　磁性アタッチメントの臨床上の利点をあげれば次のようになる。

(1)優れた審美性
・クラスプなど外部に見える部位がないので、審美的メリットは大きい。

(2)支台歯に優しい
・磁気的な結合であるので、支台歯に有害な側方力や回転力が発生した場合に容易にはずれるので、支台歯に優しい(図1-2-2a)。

(3)義歯の着脱が容易
・着脱方向が自由であり、精密な位置決めが不要であるので着脱が簡単である。取りはずし時には少しの回転力で簡単にはずすことができる(図1-2-2b)。

(4)技工操作が簡単
・特殊な技術、専用の器具が不要である。

(5)清掃しやすく手入れが簡単
・可撤性であり上部構造の形態が単純であるので、患者さんにとって清掃がしやすい。

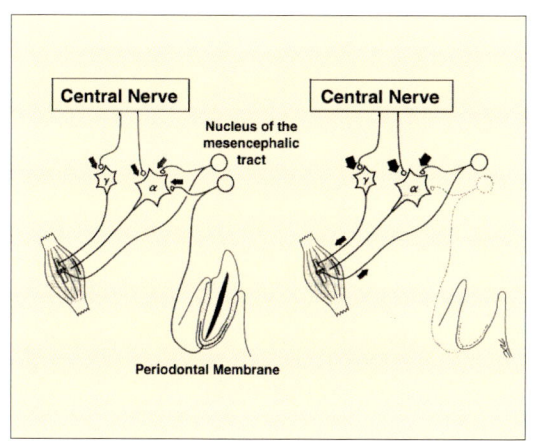

図1-2-1　歯根膜によるレセプター機能。残存歯がある方が有利である(木本 敦.歯牙喪失による三叉神経中脳路核細胞の変化.口病誌 1993；60：199-212.より引用)。

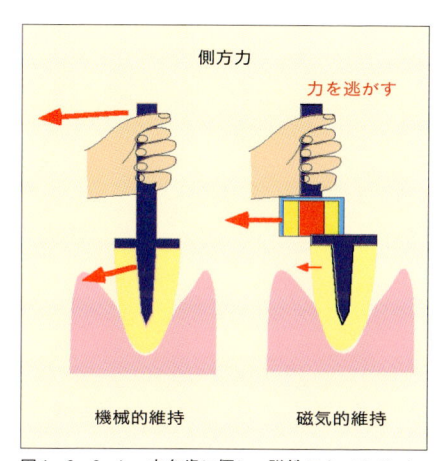

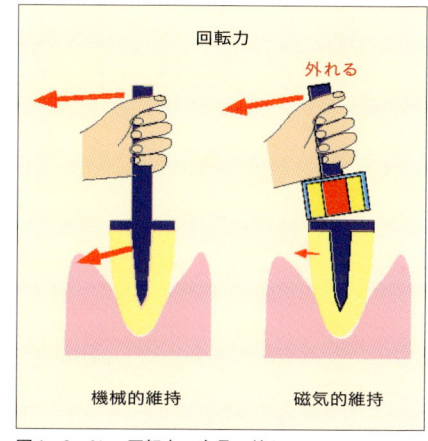

図1-2-2a、b　支台歯に優しい磁性アタッチメント
図1-2-2a　側方力を逃がす。
図1-2-2b　回転力で容易に外れる。

3　磁性アタッチメントの構造

　磁石構造体の構造はサンドイッチタイプ(図1-3a)とカップタイプ(図1-3b)の2種類ある。磁石構造体はネオジム系の希土類磁石を耐食性に優れた高級ステンレス鋼で被覆し、レーザー溶接によってシールされている。またキーパーには耐食性に優れた磁性ステンレス鋼を用いている。なおキーパー側面には鋳造時に埋没材の中でキーパーを所定の位置に保持するためのホルダーが付与されている。また、磁気回路は閉磁路構造となているため、同サイズの開磁路構造磁石の4倍の維持力が発生する(図1-3c)。

　より高性能な希土類磁石の採用と磁気回路構造の工夫により、マグフィットの吸引力性能は、年々飛躍的に向上している(図1-3d)。

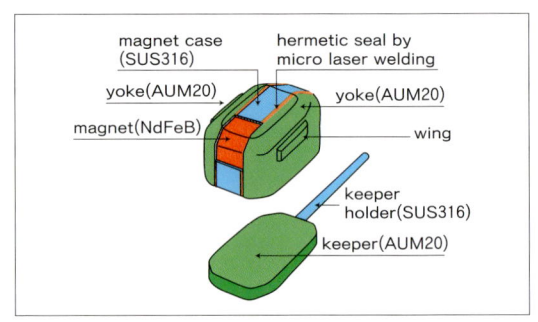

図1-3a　サンドイッチタイプの構造。

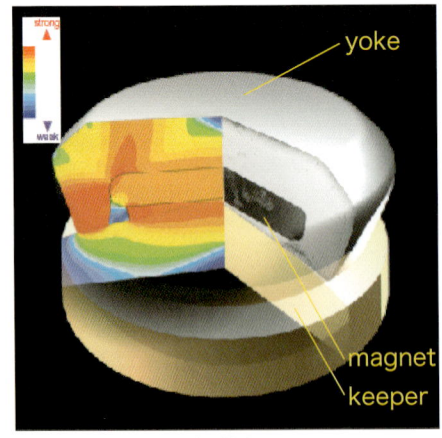

図1-3b　カップタイプの構造。

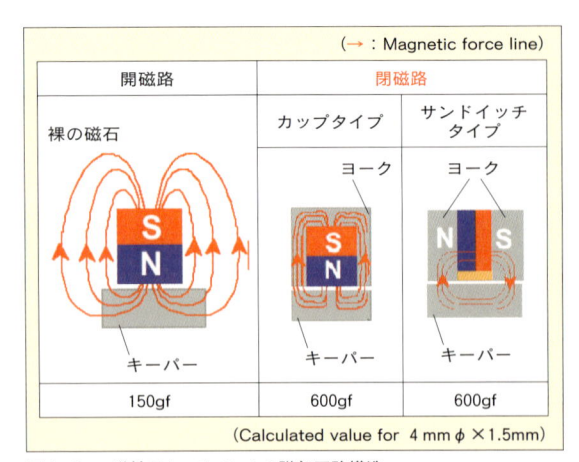

図1-3c　磁性アタッチメントの磁気回路構造。

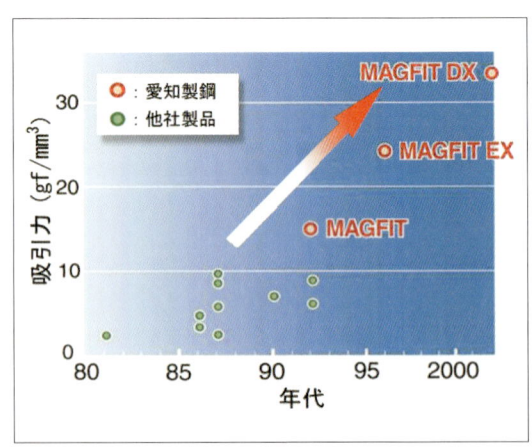

図1-3d　磁性アタッチメントの単体体積当りの吸引力性能の進化。

4　安全性

- 口腔内での防錆対策として、露出する部分には優れた耐食性を有する磁性ステンレスのヨークおよび非磁性ステンレス鋼のディスクを採用している。内部にある錆びやすい磁石はヨークとディスクで覆われ、その隙間をマイクロレーザー溶接技術で接合し完全に密封されている(図1-4a)。
- 漏れ磁場は閉磁路構造を採用して安全基準の0.02テスラ(T)以下に抑制されている(図1-4b)。

5　技工操作

- 側面のウィング状突起によってレジン床義歯への強固な取り付けが可能(図1-5a)。
- キーパーと根面板は鋳造時の歯科用金属の収縮力によって接合される。
- キーパー表面はCrリッチ層で被覆して鋳造時の酸化を抑制している(図1-5b)。

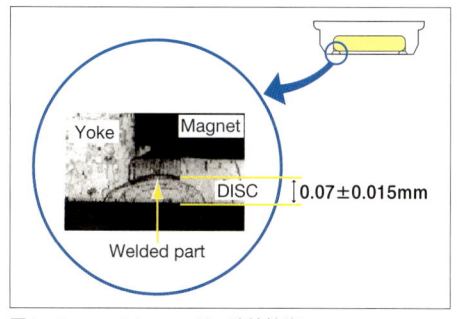

図1-4a　マイクロレーザー溶接技術。

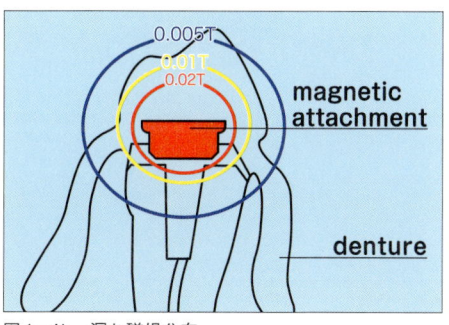

図1-4b　漏れ磁場分布。

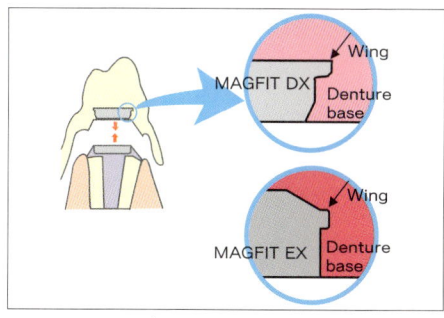

図1-5a　ウィングによる脱落防止。

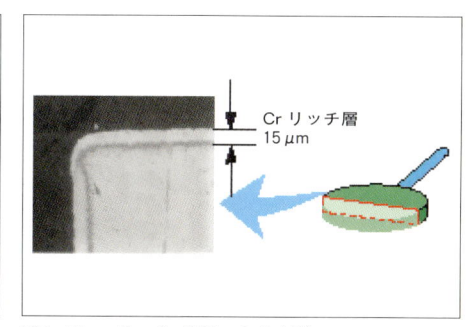

図1-5b　キーパー表面へのCr拡散。

2 磁性アタッチメントの種類

　マグフィットの製品バリエーションは下表の通りである（**表1-1**）。目的に応じて幅広く選択できる。

寸法形状
　水平断面形態は、各支台歯の形態などによって最も納まりやすい位置を選択できるように楕円形と円形の2種類ある。またサイズ的にも前歯部など極めて狭いスペースへの適用が可能なものや、臼歯部に有効な低い高径で強い吸引力のものなど各種揃っている。

吸引力性能
　吸引力としては400gfから800gfまでの製品がある。
　磁石は150℃以上に加熱したり、強力な磁場にさらすと吸引力が失われる。ただし、通常の歯科技工操作範囲内であれば磁性アタッチメントの吸引力が失われることはない。また、磁石構造体の外側を削ることは内部磁石の錆びを引き起こし、吸引力低下につながるので行ってはならない。

表1-1　マグフィット製品一覧。

	鋳造コーピング用			レジンコーピング用キーパー		Self-adjusting 機構付アタッチメント
	マグフィット® DX	マグフィット® EX	マグソフト	マグフィット® RKR		マグフィット® SX2
				フラット形状	ドーム形状	
特長	最小高径 臼歯に有効	最小寸法 前歯に有効	クッション機能 遊離端義歯に有効	鋳接省略で即日治療に有効		Self-adjusting 機構付
吸引力(gf)	800/600/400	600/400	750/500	—		600/400
サイズ(mm)	φ4.4/4.0/3.4	短径2.8/2.4	φ5.2/4.5	L φ4.0　S φ3.6	φ4.4	φ5.2/4.7
高径(mm)	1.3/1.2/1.0	1.8/1.5	1.8/1.6	L 5.8　S 5.7	6.0	1.6/1.4
承認番号	21500BZZ00411000	EX　20700BZZ01064000　EXキーパー　20900BZZ00746000	21000BZZ00229000	21600BZZ00340000		21700BZZ00144000

CHAPTER

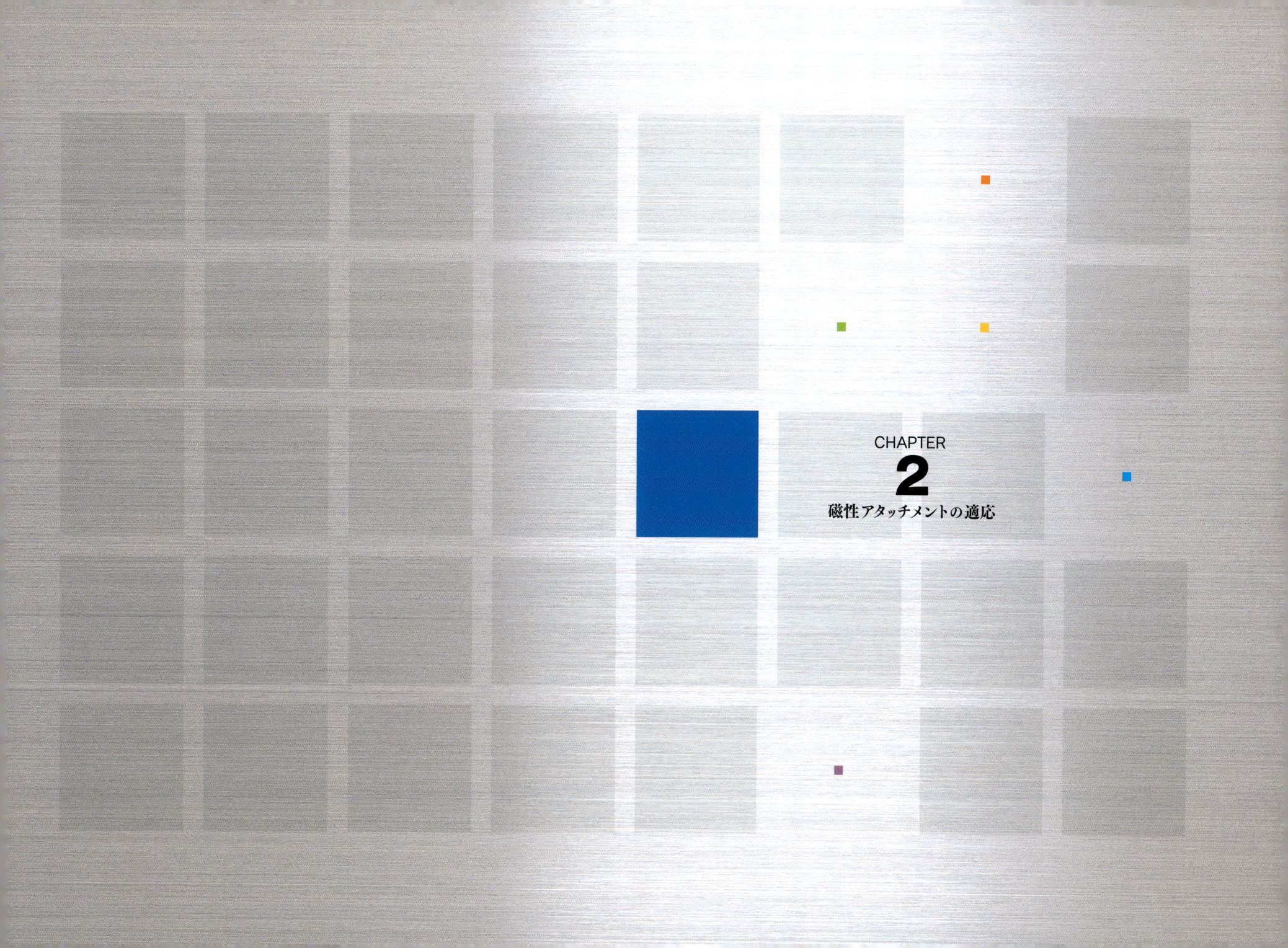

2

磁性アタッチメントの適応

1 磁性アタッチメント適応症例の選定

1 磁性アタッチメントオーバーデンチャーの分類

　根面アタッチメントである磁性アタッチメンを用いた義歯はすべてオーバーデンチャーである。そのオーバーデンチャーが全部床(総義歯)の形態、すなわち、人工歯が14歯(ほど)並んでいて、義歯床外部に支台装置や残存歯がないものをコンプリートオーバーデンチャー(図2-1)といい、義歯床外部に支台装置や残存歯があるものをパーシャルオーバーデンチャー(図2-2)という。

磁性アタッチメントを適用した症例

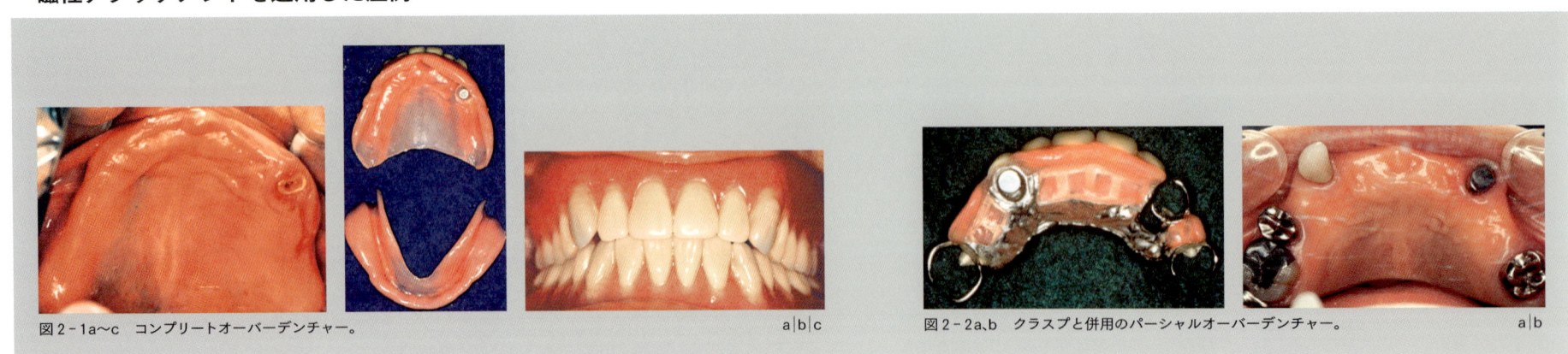

図2-1a〜c　コンプリートオーバーデンチャー。　a|b|c

図2-2a、b　クラスプと併用のパーシャルオーバーデンチャー。　a|b

2 オーバーデンチャーの利点、欠点

磁性アタッチメント使用義歯を含め、オーバーデンチャーの利点、欠点をあげれば**表 2-1** のごとくである。

このうち臨床的に最も特長的でわかりやすい利点は「良好な審美性」であり、特に前歯部が 1 歯から数歯残った症例における磁性アタッチメント応用の審美的メリットは大きい（図 2-3）。

一方いちばんの欠点としては支台歯周囲の「歯肉の炎症」であろう。専用ブラシや電動歯ブラシによる念入りなブラッシングは必須である。2005 年 4 月に世界的に権威のあるコクラン医学医療評価プロジェクト「コクラン共同計画（Cochrane Collaboration）」によって、手磨きよりも歯垢を効果的に除去し歯肉炎を改善するとされた反復回転振動式電動歯ブラシオーラル B（ブラウン／ジレット社）は、植毛の形状が丸型または楕円型であり、天然歯ばかりでなく根面板の清掃にも適している（図 2-4）。

表 2-1 オーバーデンチャーの特徴

利点		欠点
抜歯したものとの比較	抜歯せず歯冠をそのまま利用したものとの比較	
1. 顎堤形態の保存 2. 歯根膜感覚受容器の保全 3. 咬合圧負担能の増大 4. 移行義歯としての効果 5. 心理的効果	1. 歯根膜の負担軽減（歯冠・歯根長比の改善） 2. 良好な審美性 3. 咬合平面、歯列弓の再構成	1. （被覆された）支台歯周囲の歯肉の炎症 2. （被覆された）支台歯付近を中心とした義歯の破損 3. 義歯撤去時における支台歯付近の咬合高径の喪失

審美的メリットが大きい症例

図 2-3 前歯部特に中切歯へのクラスプ応用は審美性の点からいかがなものであろう。

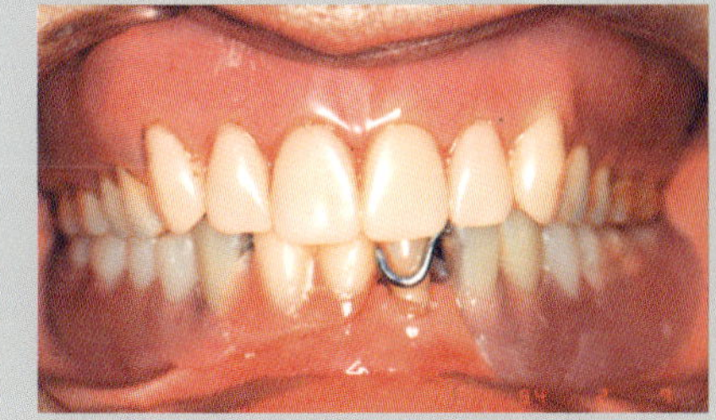

図 2-3a ワイヤークラスプが設置された下顎中切歯。

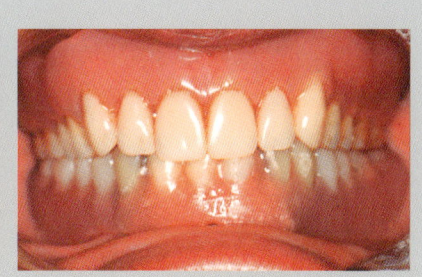

図 2-3b a と同一症例。中切歯に磁性アタッチメントを応用して使用義歯を増歯、修理。

根面板の清掃に適した電動歯ブラシ

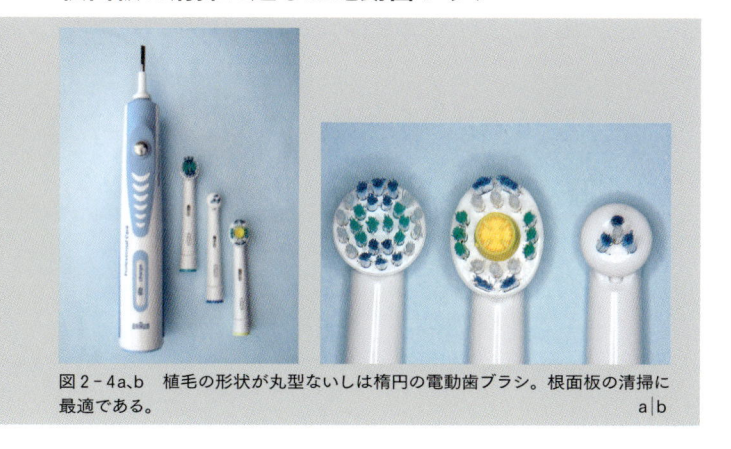

図 2-4a,b 植毛の形状が丸型ないしは楕円の電動歯ブラシ。根面板の清掃に最適である。

3　磁性アタッチメントの適応

　磁性アタッチメントは根面アタッチメントであり、無髄歯、それも残根歯に応用するのが最も理にかなっている。したがって、磁性アタッチメントの適応症といえばまず第1に歯冠が崩壊した残根状態にある歯といえよう。詳細は、20頁以降に述べる。

　しかし、工夫をすれば歯冠外アタッチメントやバーアタッチメント（図2-5a、b）の維持部としても適応可能である。この場合は有髄歯にも応用可能ということになるが、特殊な使用法と考えていいだろう。

　それでは根面アタッチメントとしての磁性アタッチメントを、有髄歯を抜髄、歯冠切断して使用するという例外的な症例はないかというとそんなことはない。**表2-1**にもあげたごとく、有髄歯がそのままの形で残存すると審美性が著しく障害されたり、咬合平面が乱れたりするような場合は、例外的に抜髄して磁性アタッチメントを用いたオーバーデンチャーにする（図2-6）。

特殊な使用法❶：有髄歯に適応した症例
バーアタッチメントの維持部に磁性アタッチメントを応用

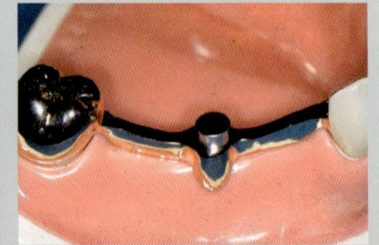

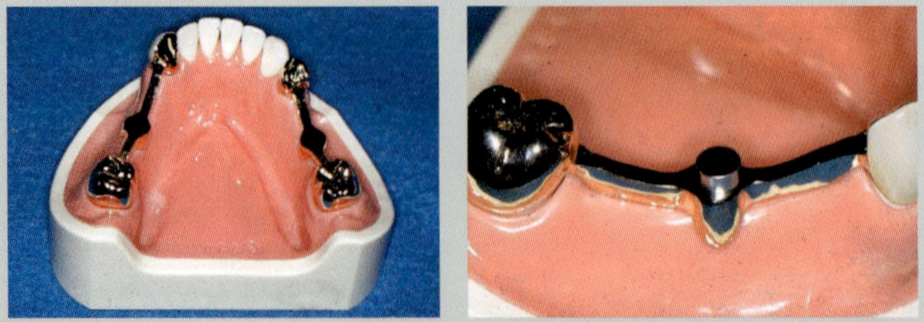

図2-5　磁性アタッチメントの有髄歯への応用を考慮した根面アタッチメント以外の応用法。
図2-5a　中間欠損に応用されたバーアタッチメント。
図2-5b　バーアタッチメントの維持部に磁性アタッチメントを応用。　　a|b

特殊な使用法❷：有髄歯を抜髄、歯冠切断した特殊な症例
審美性、咬合平面を重視

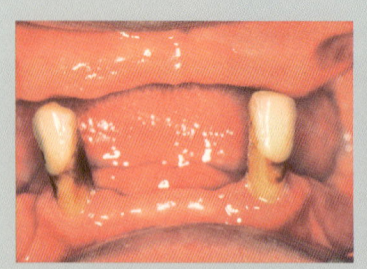

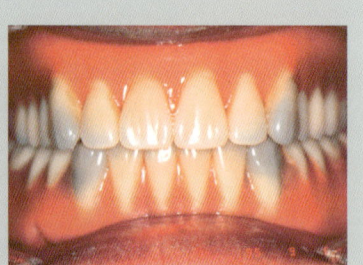

図2-6　挺出した下顎犬歯に磁性アタッチメントを応用した症例。人工歯の排列の面から左右犬歯を抜髄、切断しオーバーデンチャーを装着。
図2-6a　術前。　　図2-6b　術後。　　a|b

特に例外中の例外として、下顎の歯は骨植状態良好で多数存在しながら、上顎前歯の残存歯数は4歯以下で骨植状態が良好でない場合については、歯冠・歯根比の改善や審美的な面から、あえて抜髄して歯冠を切断することもありうる(図2-7)。

特殊な使用法❸：歯冠、歯根比の改善や審美的な面からあえて抜髄して歯冠を切断した症例

図2-7　上顎4前歯を抜髄、歯冠切断し磁性アタッチメントを応用した症例。臼歯部の咬合支持域がほとんど失われ、上顎前歯部の骨吸収が進行、フレーアウトしている場合にはこのような処置が必要である。

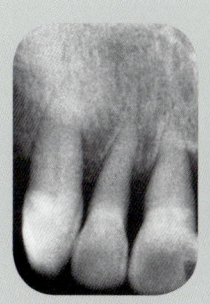

図2-7a、b　術前のエックス線写真。

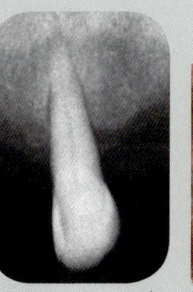

図2-7c　術前の口腔正面観。

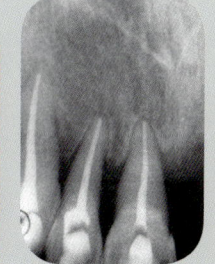

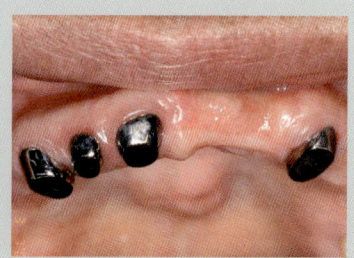

図2-7d　根充後のエックス線写真。

図2-7e　歯冠切断され根面板が装着された上顎前歯部。

一方、インプラントに関して述べれば、「最小の侵襲で最大の効果」の考えのもと、費用の面でも固定性のインプラント義歯よりも有利なインプラントサポーティドオーバーデンチャーの維持装置として磁性アタッチメントを使用する（図2-8）。

　利点は**表2-2**に示すごとくであるが、特に高齢者の下顎無歯顎症例に対しては有効な手段である。

表2-2　マグネティックインプラント義歯の利点

磁性アタッチメントの利点 （インプラントオーバーデンチャー）
1．側方力が支台歯にかかりにくい 2．磁性アタッチメントから安定した維持力が得られる 3．厳密な平行性が要求されず製作が容易である 4．患者サイドからも義歯の扱いが容易である

インプラントに適応した症例

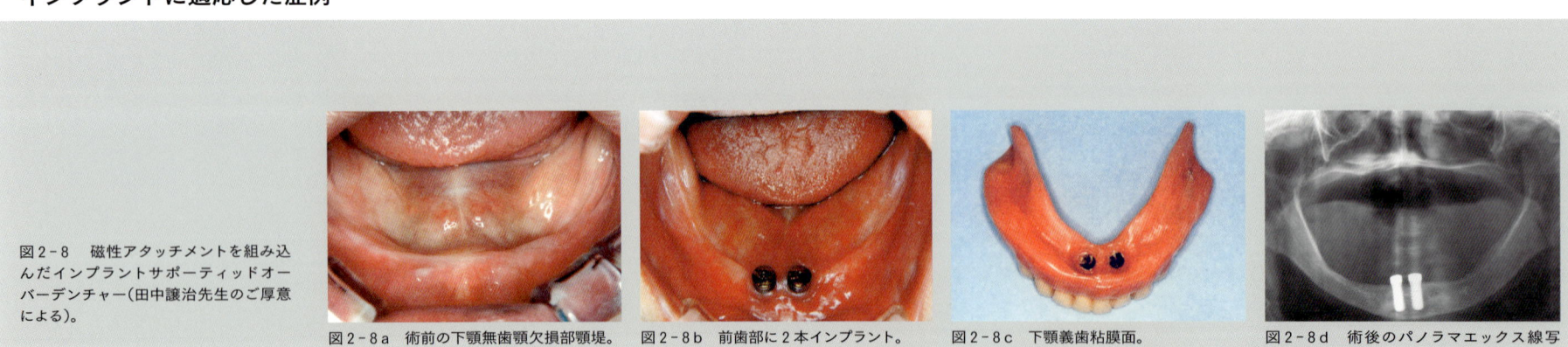

図2-8　磁性アタッチメントを組み込んだインプラントサポーティドオーバーデンチャー（田中譲治先生のご厚意による）。

図2-8a　術前の下顎無歯顎欠損部顎堤。

図2-8b　前歯部に2本インプラント。

図2-8c　下顎義歯粘膜面。

図2-8d　術後のパノラマエックス線写真。

2 選定歯について（適応症・歯根・歯周の状態）

　前項でもふれたように、「磁性アタッチメントは根面アタッチメントであり、無髄歯に使用する」というのが原則である。したがって、磁性アタッチメントの適応症といえばまず第1に歯冠が崩壊した残根状態にある歯といえよう。それ以外に歯冠外アタッチメントとして、有髄歯の補綴側隣接面に使用したり、有髄歯を抜髄して用いることもあるにはあるが稀といってよかろう。

　歯根、歯周の状態は良好であることにこしたことはない。すべての支台装置に共通していえることであるが、「支台歯の条件がよければその予後も良好である」というのは自明の理である。

　無論、その原因が義歯にあり、その義歯の設計、適合、咬合を変えることで条件の悪い支台歯がよくなるということはある。しかし、歯周疾患が高度に進行し、ポケットが5mm以上あるような動揺歯への磁性アタッチメントの応用は、患者自身のハイジーンに対する意識の改革がなければ、1・2年はもちこたえるとしてもその後の経過はよくない（図2-9）。これはすべてのオーバーデンチャー症例に共通していえることである．歯冠・歯根比の軽減から一時的に動揺がおさまったかのように思えるが、支台装置を変えただけでは、改善に向かっての変化は何も起こっていないと考えた方がよい。

ポケットが8mmほど認められる動揺歯に磁性アタッチメントを応用し、経過がよくなかった症例

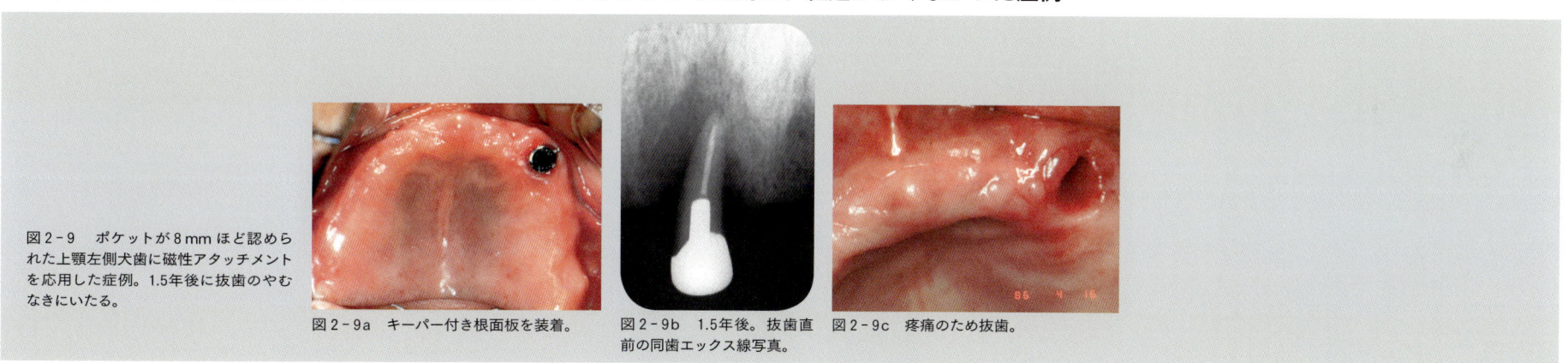

図2-9　ポケットが8mmほど認められた上顎左側犬歯に磁性アタッチメントを応用した症例。1.5年後に抜歯のやむなきにいたる。

図2-9a　キーパー付き根面板を装着。

図2-9b　1.5年後。抜歯直前の同歯エックス線写真。

図2-9c　疼痛のため抜歯。

義歯の不適合や早期接触など義歯そのものに原因があったり、残存歯そのものに原因があって支台歯の歯周組織を悪化させているような場合、その原因を除去せず、磁性アタッチメントを装着すれば、支台歯の動揺や炎症が治まるなどといったそんな夢のような話はありえないということを認識すべきであろう。

　確かに磁性アタッチメントの特徴のひとつに側方力が支台歯に伝わりにくいというのがある．通常の機械的アタッチメントはMale(オス)とFemale(メス)が嵌合することによって維持力を発揮するが、磁性アタッチメント自体は突起やディンプルがなく平面同士であるため、側方力が支台歯に伝わりにくい。つまり、「維持 without 把持」という考え方が可能な唯一のアタッチメントである。したがって、根面板の形態を考慮すれば、側方力を伝えたくない短根歯、破折歯、動揺歯などにも応用できるというのは間違いのない事実である(図2-10)。

破折歯に磁性アタッチメントを応用した症例

図2-10　破折歯に磁性アタッチメントを応用した症例。
図2-10a　破折線の認められる上顎左側第一小臼歯。
図2-10b　破折確認直後のエックス線写真。　a|b 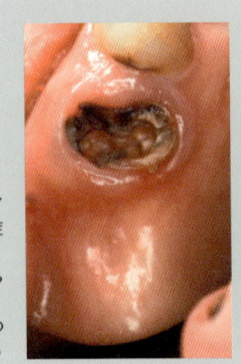 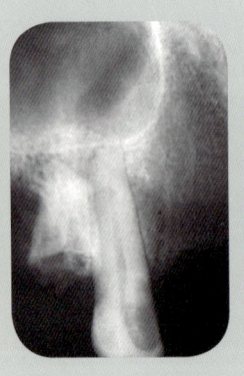 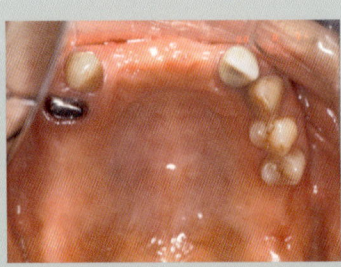
図2-10c　同歯にキーパー付き根面板を合着。 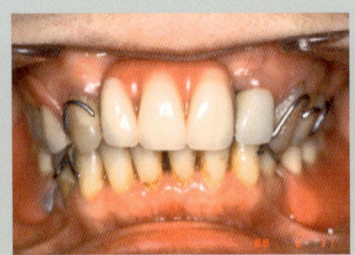
図2-10d　上下顎義歯を装着した正面観。 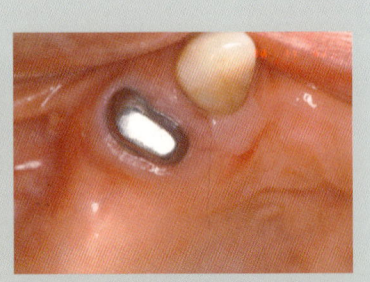
図2-10e　根面板装着後1年3か月。

また、磁性アタッチメントを上顎前歯に応用するのは、平面同士であるという磁性アタッチメントの特徴を活かした、理にかなった使用法といえる。図2-11に示すごとく矢状面からみた上顎前歯の植立方向は臼歯部とはかなり異なる。しかも上顎の歯槽骨は下顎に比べれば脆弱である。このような状況下、前歯に、たとえばクラスプ、機械的アタッチメントなどの維持装置を設定し、かつ、義歯の着脱方向を臼歯部の植立方向に近い咬合平面に直交する方向とすると、義歯の着脱、咀嚼のたびに上顎前歯に唇舌的な力がはたらき好ましくない。

　しかし、磁性アタッチメントの場合、指向性がないので着脱方向が臼歯部の植立方向に近くとも着脱に際して唇舌的な力がかかりにくい。また、根面アタッチメントであるので審美的に良好であることはいうまでもない。したがって、臼歯と前歯が数歯ともに残存するような症例に対する前歯部の維持装置として磁性アタッチメントは最適であるといえよう（図2-12）。

臼歯と前歯が数歯ともに残存するような症例に磁性アタッチメントを適応した症例

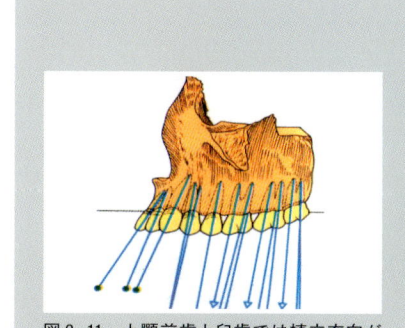

図2-11　上顎前歯と臼歯では植立方向が異なる[Kraus（久米川正好監訳）より引用]。

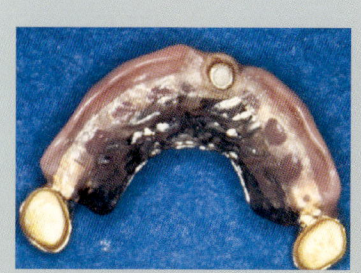

図2-12a　前歯部には磁性アタッチメント、臼歯部にはテレスコープを応用。

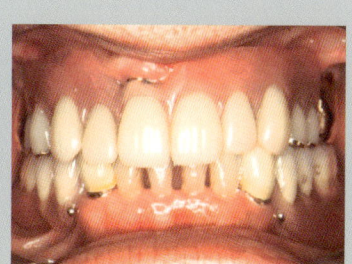

図2-12b　口腔内に装着された完成義歯。

図2-12　上顎前歯、臼歯残存に磁性アタッチメントを応用した症例。

3 設計の基本と応用

　磁性アタッチメントの最大の特徴は突起やディンプルを有さず、平面同士でありながら維持力を発揮するという点である。平面同士であるということは横すべりに対して抵抗を示さないことを意味する。すなわち、垂直方向に対しては600gfとか700gfの維持力を示すが、水平方向に対してはほとんど維持力（厳密には50～80gfの力）を示さないということで、ここに磁性アタッチメントを用いた場合の義歯設計の基本がある。

　すなわち、磁性アタッチメント自体には把持力がないことから、義歯の把持をどこに求めるかである。

　義歯による支台歯への側方荷重を避けたい乳歯の晩期残存や短根歯、破折歯の場合には、義歯の把持は他の残存歯に求め、当該歯に対しては維持力と支持力のみ求めるような設計とする。すなわち、根面板の高さを歯肉縁すれすれにしてドーム型の根面板の形態がよい（図2-13）。このとき、根面板の高さを歯肉縁の高さよりも低く設定すると、ブラッシングが困難となり炎症を起こしやすくなるので注意が必要である。

　一方、磁性アタッチメントを用いた支台歯に把持効果を期待したい場合については、磁性アタッチメント自体には把持力はないので、根面板の高さを2～3mm付与する必要がある。根面板の軸面のテーパ角度も小さくし、根面板の吸着面もドーム型でなく平面仕上げとする。ただし、対合歯との顎間距離、すなわち、人工歯や磁石構造体のスペースの確保に十分注意が必要であり、サイズゲージを用いた事前のチェックが重要である（図2-14）。

　また、金属床の場合や補強線を使用する場合には根面板周囲はレジンより吸水性の少ないメタルタッチとしたい（図2-15）。

　さらに、唇側面、頬側面の床縁は審美的観点から支台歯周囲を被覆しなければならないこともあるが、歯周病学的観点からすれば開放した方が好ましい（図2-12）。

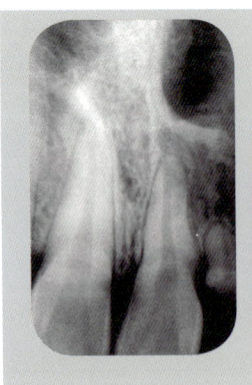

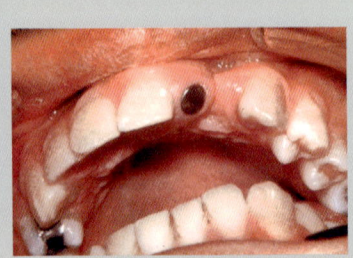

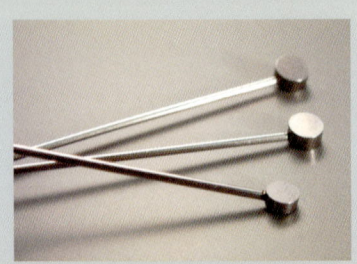

a|b

図2-13　上顎乳前歯晩期残存症例。側方力を避けたい場合は根面板の形態をドーム型にし高さも歯肉縁すれすれとする。
図2-13a　乳前歯は残存しているが側切歯は先天的欠如を示すエックス線写真。
図2-13b　ドーム型の根面板を装着。

図2-14　サイズゲージ。対合歯との間に入れ根面板の高さや人工歯の厚みを予測。

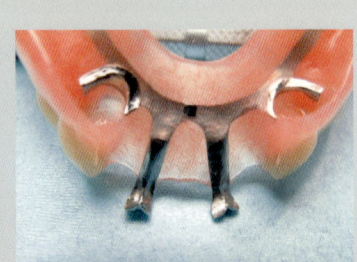

図2-15　根面板周囲は吸水性の少ないメタルで直接粘膜とタッチさせる。

4 修理としての磁性アタッチメントの活用

　磁性アタッチメントが義歯修理に適しているというのは「平面同士で指向性がない」ということと「即日応用が可能である」という他の機械的アタッチメントにはない2つの特長を有するからである。

　平面同士で指向性がないというのは実に有効なプロパティーで、維持力を考慮しなければ、左右180°いずれの方向の着脱方向であっても対応が可能であることを意味する。

　クラスプ義歯はともかくとして、指向性の強いテレスコープ、アタッチメント義歯においては、着脱方向が厳密に再現されないと、義歯が修理されても装着できない義歯となってしまう。その点、指向性のない磁性アタッチメントは修理用の維持装置として最適なアタッチメントといえる（図2-16）。

　また、光重合、化学重合両者の性質を併せ持つデュアルキュアレジンや接着性レジンを使用して即日応用が可能なことも、現在のスピードを重視する社会情勢にマッチしており、義歯修理に適したアタッチメントといえる。現在は即日応用専用の脚（ポスト）の付いたポスト付きキーパーも市販されている（図2-17）（p14. 表1-1　マグフィット製品一覧参照）。

　臨床でよくみられる症例としては、義歯は十分使用可能ながら、鉤歯の破折、クラウンのコアごと脱離、さらにはテレスコープ義歯の支台歯の動揺の増加などに対する処置手段として磁性アタッチメントは有効な支台装置といえる。

義歯の修理に磁性アタッチメントを応用した症例（次頁へ続く）

図2-16　義歯の修理に磁性アタッチメントを応用した症例。

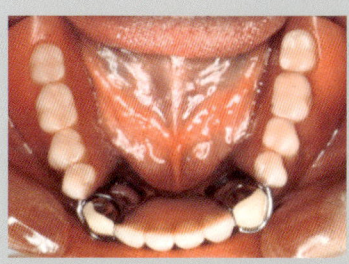

図2-16a　下顎右側犬歯の疼痛を主訴として来院。

図2-16b　右側犬歯の舌側から近心に約7mmのポケットが存在。

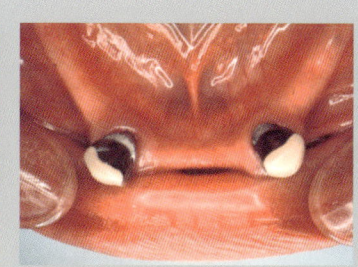

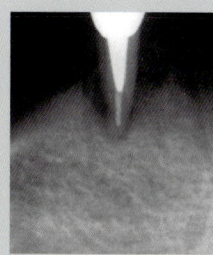

図2-16c　同歯エックス線写真。歯槽骨の吸収が著しい。

義歯の修理に磁性アタッチメントを応用した症例(前頁からの続き)

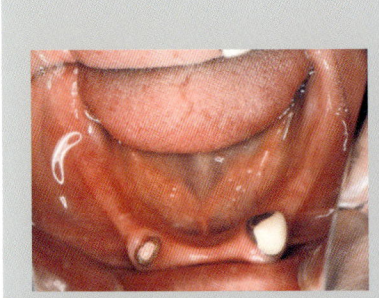

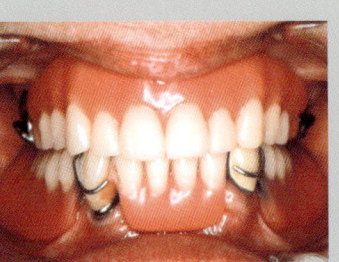

図2-16d 下顎右側犬歯の歯冠部をはずす。

図2-16e 同歯にキーパー付き根面板を製作磁性アタッチメント義歯とする。

図2-16f 磁石構造体が取り付けられた下顎義歯。

図2-16g 磁性アタッチメントに変更後6か月のエックス線写真。

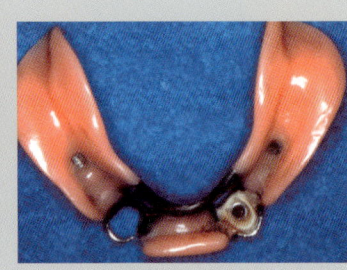

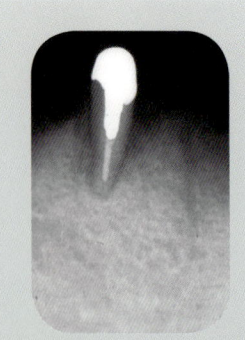

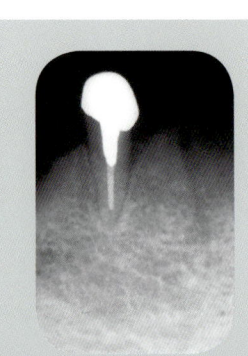

図2-16h 変更後3年のエックス線写真。歯槽骨の改善が驚くほどいちじるしい。

即日応用が可能なポスト付きキーパーを用いた症例

図2-17 即日応用が可能な磁性アタッチメント(ポスト付きキーパー)。根面板をデュアルキュアレジンで製作。

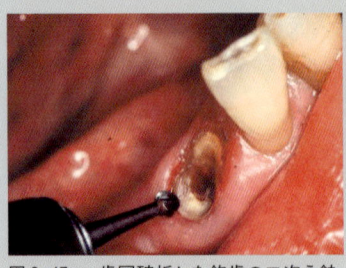

図2-17a 歯冠破折した鉤歯の二次う蝕除去。

図2-17b ポスト付きキーパーを試適。

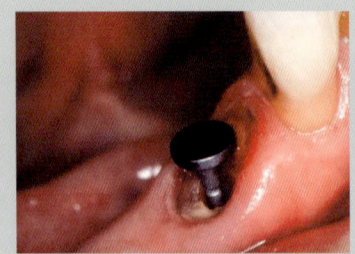

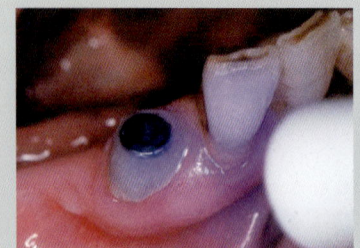

図2-17c デュアルキュアレジンで根面板を概形成し光重合。

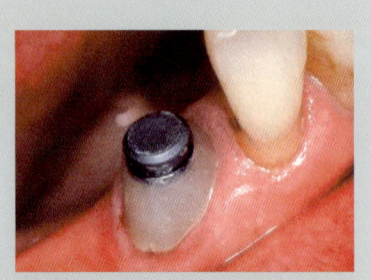

図2-17d 研磨バーで仕上げキーパー付き根面板が即日完成。

CHAPTER
3
各磁性アタッチメント義歯の製作
（CD-ROMダイジェスト版）

1 間接法（キーパー加熱法）

1 根面板（キーパー付き）の製作

POINT

- 根面形成の高さとしては、歯肉縁と同程度（軟化象牙質の除去程度による）。
- ポストの長さ5〜7mm。回転防止装置を付与。
- 根面形態は、根面中央部に向けて、凹面型。

1 支台歯形成（3|3）

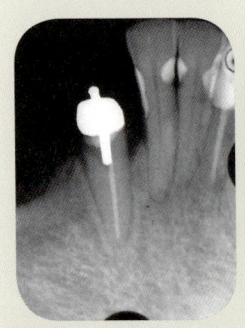

図3-1a 術前のエックス線写真（下顎右側犬歯）。

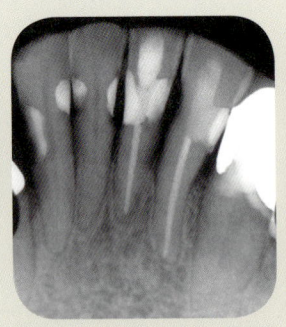

図3-1b 術前のエックス線写真（下顎左側犬歯）。

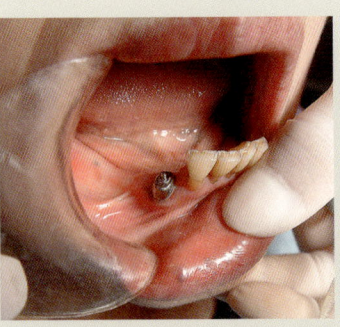

図3-1c 術前の口腔内。二次う蝕が認められる。

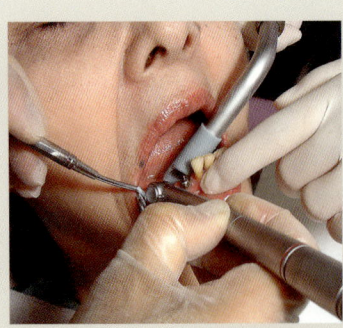

図3-1d タービンによる根面板周囲の切削。

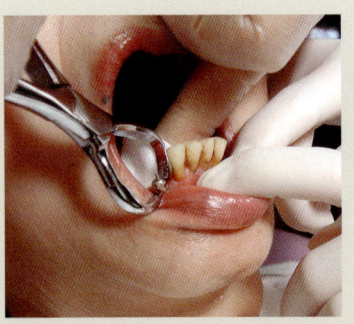

図3-1e 鉗子による根面板の撤去。

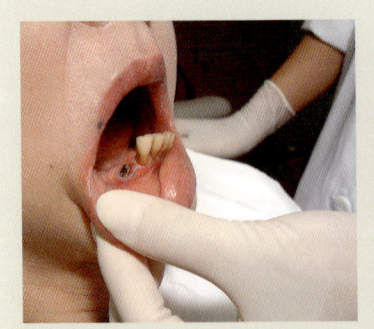

図3-1f 根面板が除去された下顎右側犬歯。

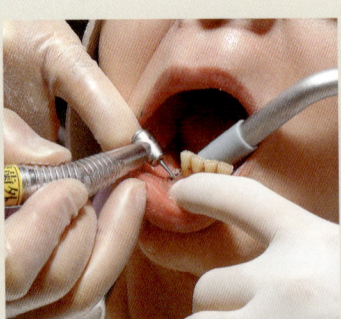

図3-1g 二次カリエスを除去して根面を形成。

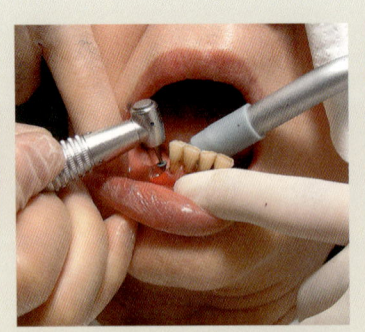

図3-1h ポイントにて根管口周囲に窩縁斜面付与。

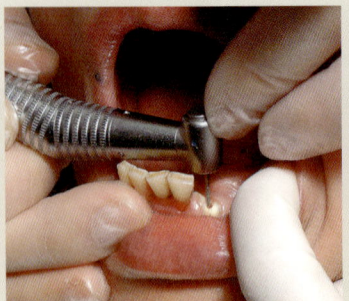

図3-1i 同様に根管形成バーにて下顎左側の根管を形成。

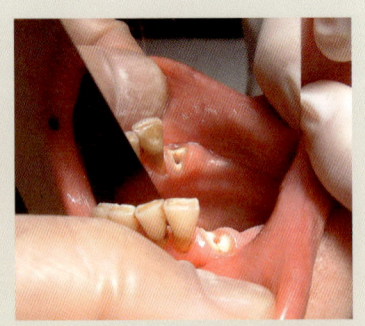

図3-1j 根面形成が終了した下顎左側犬歯。

POINT

・咬合平面との関係をみるため少数歯残存の場合には、全顎印象の採得。

2　印象採得

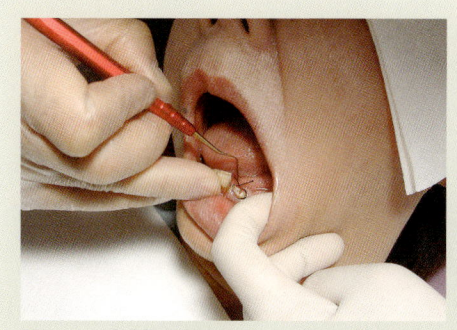

図3-2a　歯肉縁下深い場合は、圧排糸を使用。

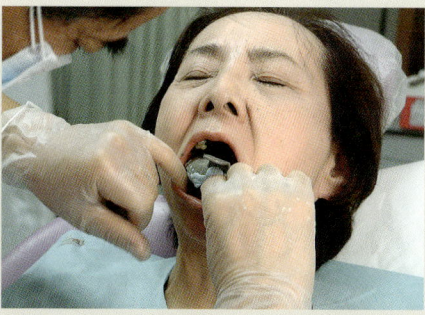

図3-2b　シリコーンパテにて全顎概形印象を採得。

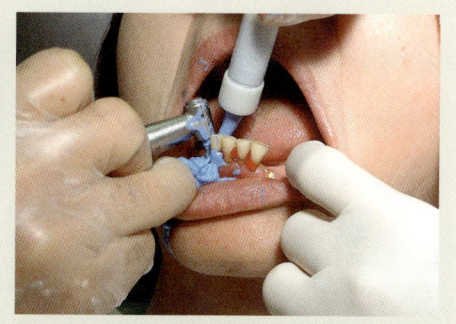

図3-2c　スクリューバー（FKG社製）を使用してシリンジにてシリコーン印象材を根管内に注入。

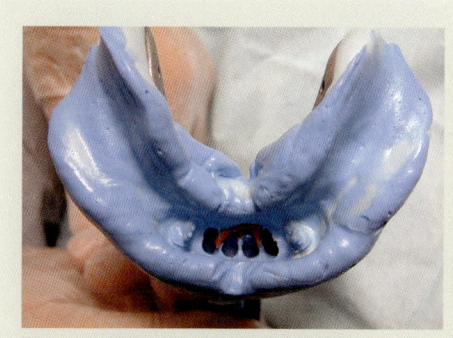

図3-2d　採得された下顎左右犬歯の印象。

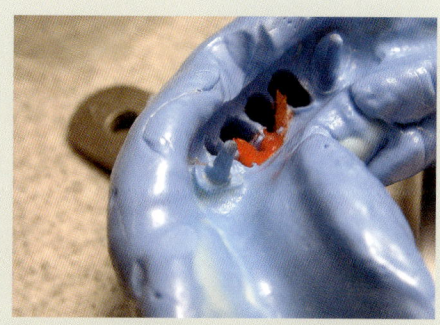

図3-2e　マージン部根管ポストまで完全に採得された印象。

POINT

・根面板の高さが重要なため、ガム模型を製作。

3 作業模型（根面板用）の製作

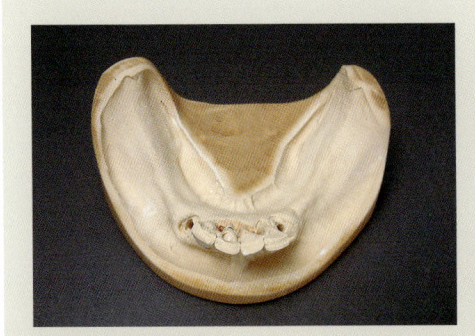

図3-3a 下顎作業模型。

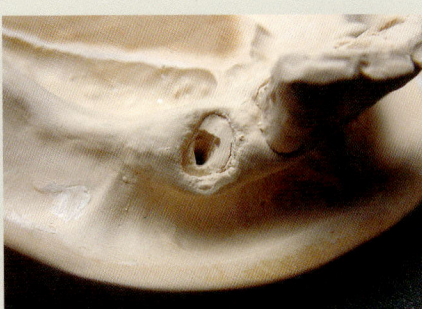

図3-3b 下顎右側犬歯部。

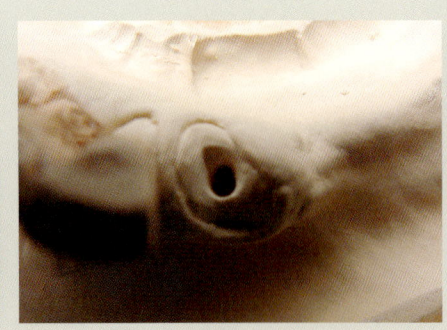

図3-3c 下顎左側犬歯部。

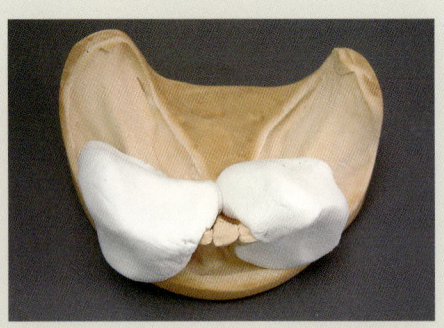

図3-3d ガム模型製作のため、支台歯周囲の歯肉を削除する前にシリコーンパテにて支台歯周囲歯肉部の印象採得。

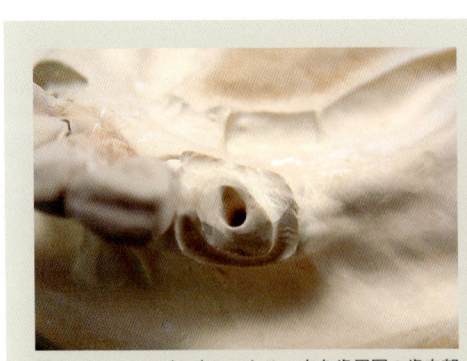

図3-3e マージン出しのため、支台歯周囲の歯肉部を削除。

図3-3f 完成したガム模型。

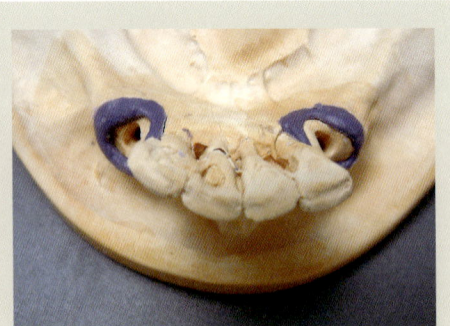

POINT

・根面板は咬合平面に平行。
・キーパー底面側のワックスの厚みは、0.5mm 以上（CD-ROM 参照）。

4　ワックスアップ

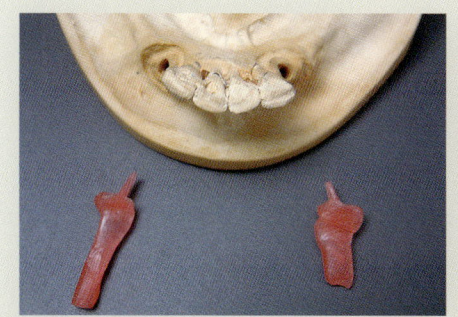

図3-4a　根管ポストをパラフィンワックスにて製作。

図3-4b　インレーワックスにて根面形成。

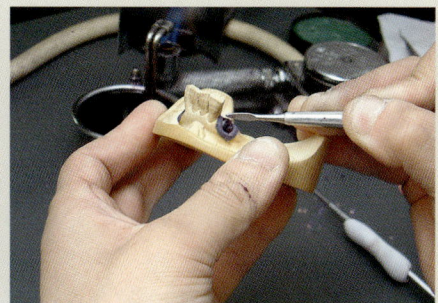

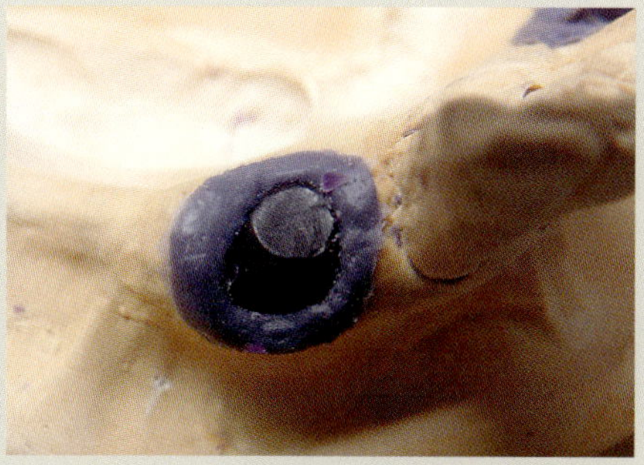

図3-4c　キーパー設置前の下顎右側犬歯の根面板のワックスパターン。

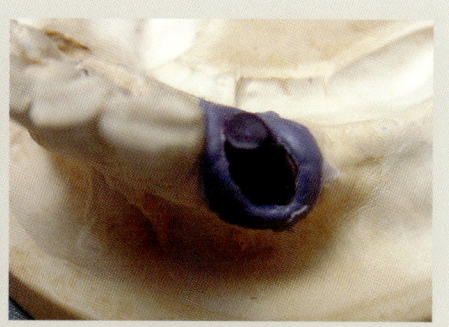

図3-4d　下顎左側犬歯のワックスパターン。キーパー設置面のワックスの厚みは0.5mm程度。

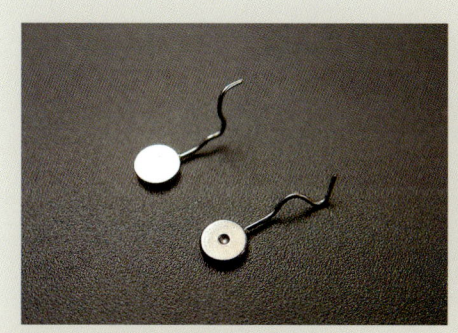

図3-4e　ホルダーが屈曲されたキーパー。ディンプルのない方が吸着面（表）。

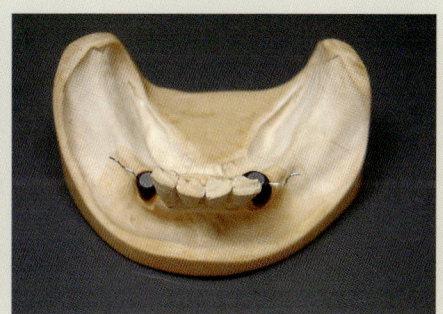

図3-4f　キーパーが設置されたワックスパターン。

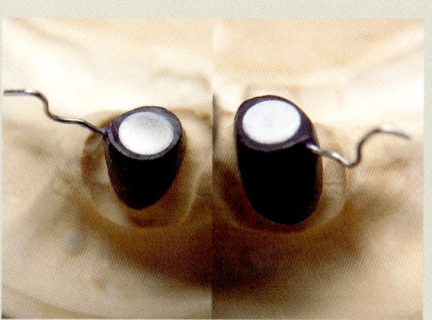

図3-4g1　下顎右側犬歯のワックスパターン。
図3-4g2　下顎左側犬歯のワックスパターン。スプルー線を植立する関係からホルダーはやや遠心側へ。

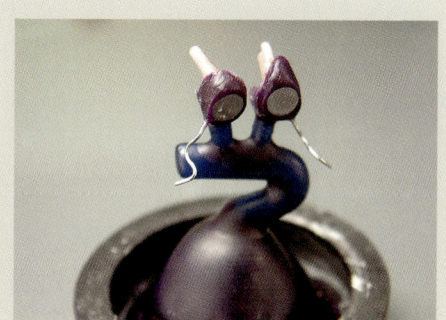

図3-4h　円錐台に植立されたワックスパターン。

POINT

- キーパーが冷やし金になるため鋳造はすばやく。
- 鋳造終了後は室温にて放冷。
- 鋳造後の酸浴は、キーパー表面をシアノアクリルレート（アロンアルファ等）で保護。

5　鋳造

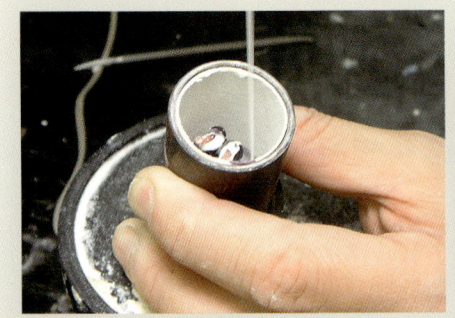

図3-5a　埋没材の注入（通法どおり）。

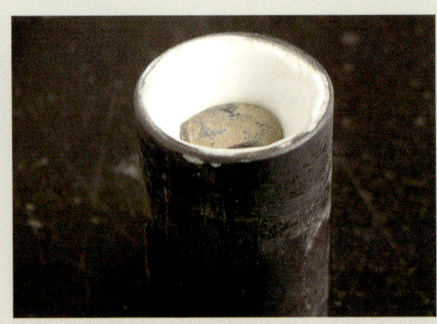

図3-5b　鋳造終了後は室温にて放冷。

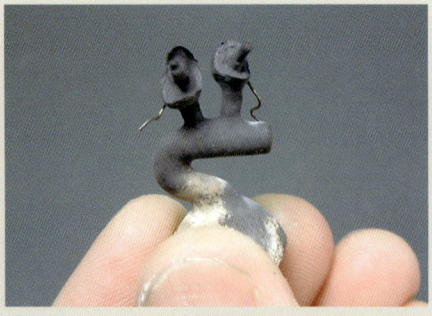

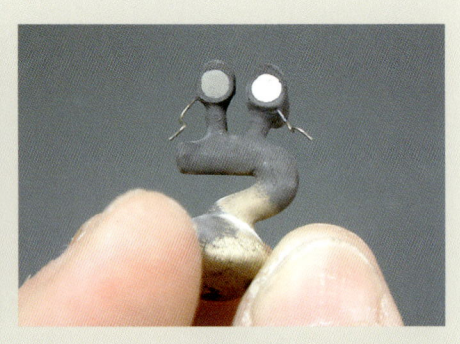

図3-5c　アズキャストの根面板。
図3-5c1　根管ポストの長さとマージン部の確認が重要。

図3-5c2　キーパー辺縁の湯流れの確認が重要。

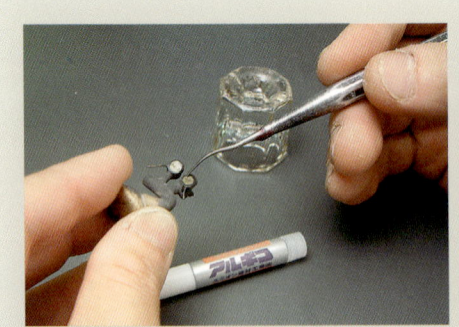

図3-5d　酸浴の前にキーパー表面をシアノアクリルレートにて保護。

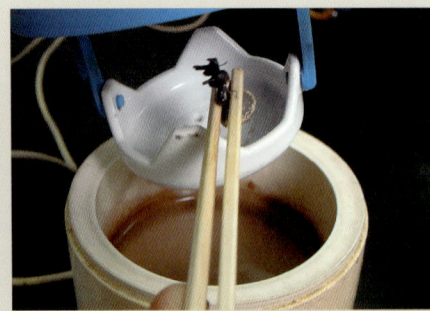

図3-5e　酸浴に当たっては、メーカー指示の時間と温度を厳守。

図3-5f　酸浴後、キーパー表面のシアノアクリルレートをアセトンにて除去。

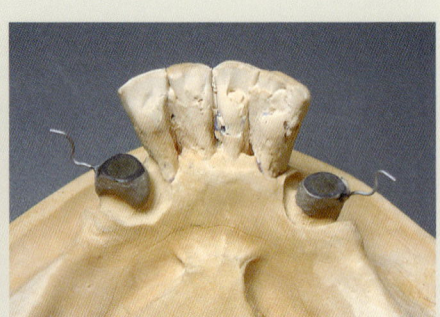

図3-5g　根面板を作業模型に試適。

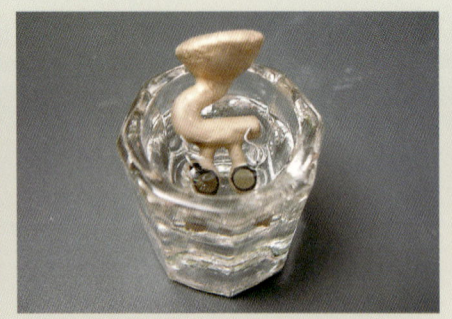

POINT

- シリコンポイントによるキーパー表面の研磨は避ける。

6 研磨

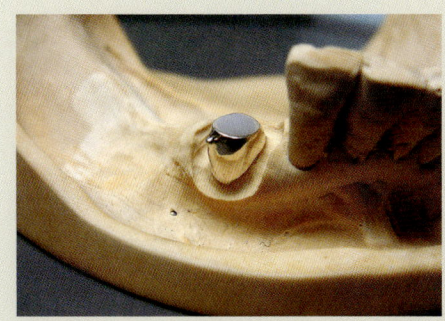

図3-6a　キーパー表面以外の研磨の完了した下顎右側根面板。

図3-6b　ガラス練板にルージュをまぶした2000番のエメリー紙を巻き付け、キーパー表面を研磨。

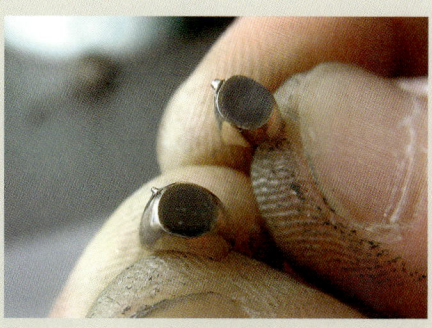

図3-6c　キーパー表面の研磨完了。キーパーの平面性の確立が重要。

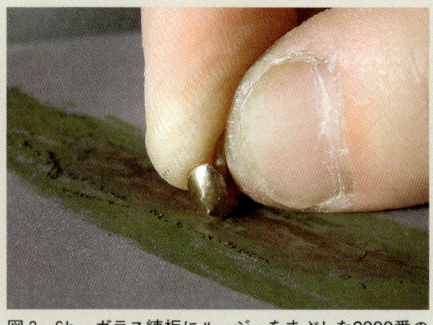

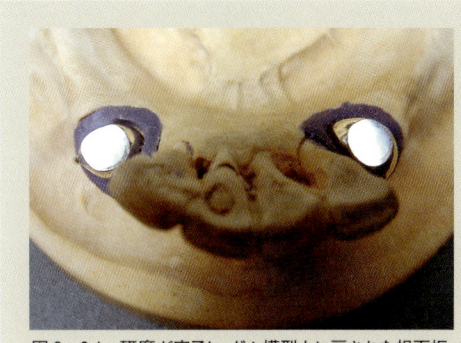

図3-6d　研磨が完了し、ガム模型上に戻された根面板。
図3-6d1　両側犬歯根面板。

図3-6d2　右側犬歯根面板。

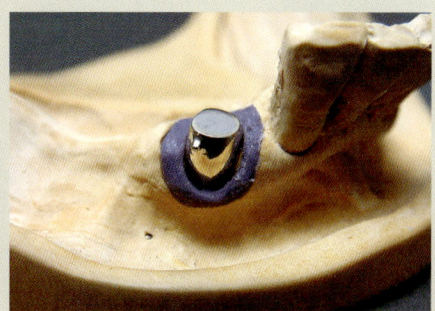

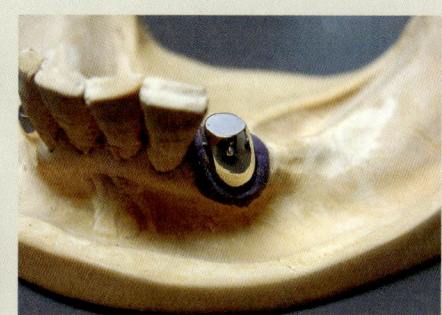

図3-6d3　左側犬歯根面板。

2　根面板の合着と欠損部機能印象

POINT

・機能印象は個人トレーとフローのよい印象材を使用。

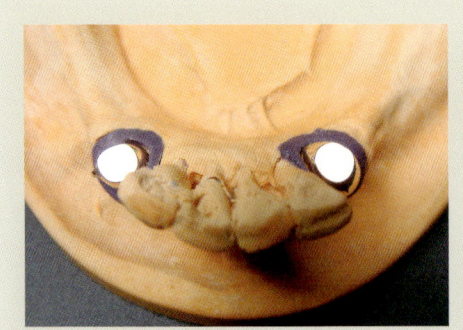

図3-7a　ガム模型上のキーパー付き根面板。

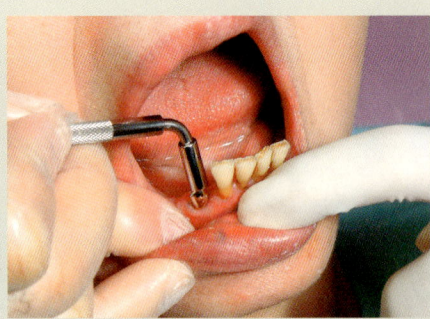

図3-7b　キーパーキャリアにて右側犬歯根面板を試適。

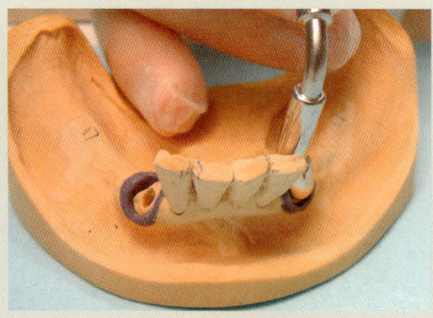

図3-7c　キーパーキャリアの使用は落下、紛失の防止に有効。

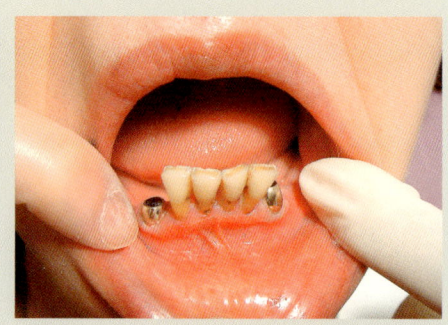

図3-7d　口腔内にセメント合着された左右側犬歯根面板。

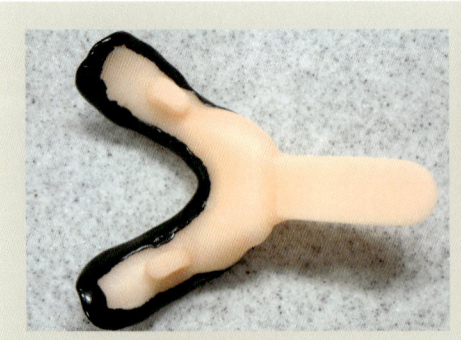

図3-7e　予め用意した個人トレー。

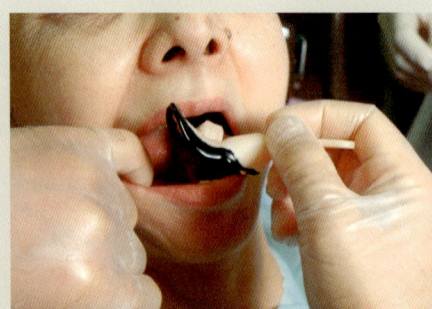

図3-7f　コンパウンドを軟化して筋形成。

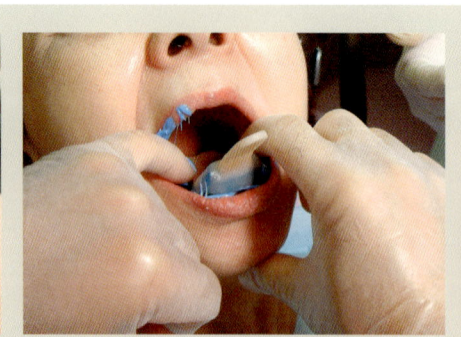

図3-7g　シリコーン印象材を使用して機能印象。

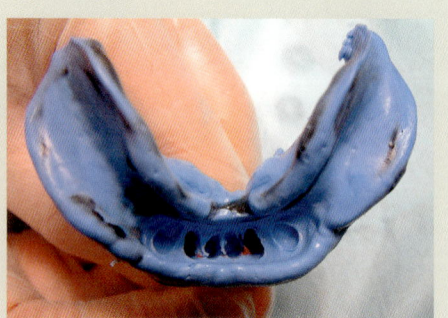

図3-7h　採得された下顎欠損部印象。

3 作業模型（義歯用）、咬合床の製作

POINT

・作業模型の根面板上に磁石構造体より一回り大きい石膏ダミーを設置（合着）。
・咬合採得時に根面板と対合歯との顎間距離がわかるような咬合床（基礎床）の設計。

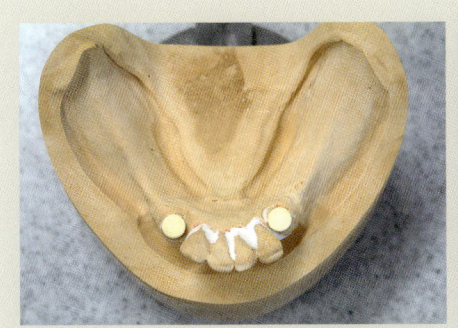

図3-8a 石膏ダミーが設置された作業模型。

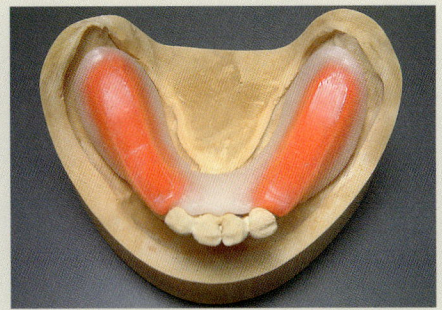

図3-8b 石膏ダミーが設置された作業模型上で製作された咬合床。対合歯との顎間距離がわかるよう咬合床（基礎床）辺縁は根面板の唇側部を被覆しないよう注意（図3-9 b、d参照）。

4 咬合採得、蝋義歯試適

POINT

・根面板と対合歯との顎間距離を確認。

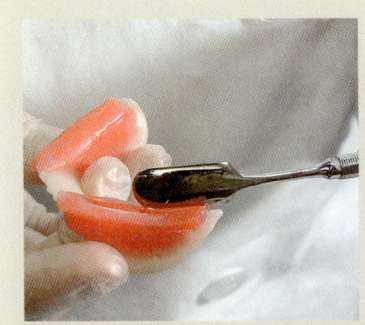

図3-9a 咬合堤をワックススパチュラにて軟化。

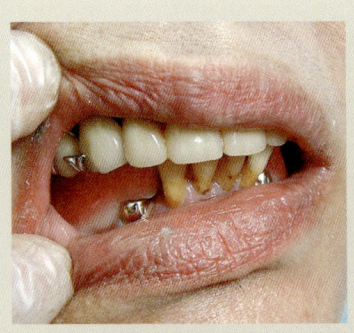

図3-9b 下顎位を決定した時点での根面板と対合歯との顎間距離を確認。

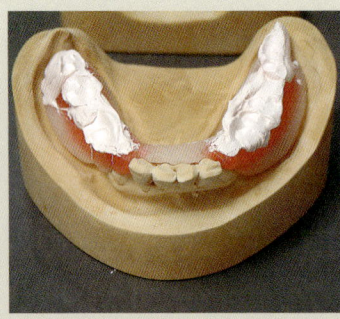

図3-9c ペーストやアルーワックスを使用して咬合採得時に強圧がかからないように配慮。

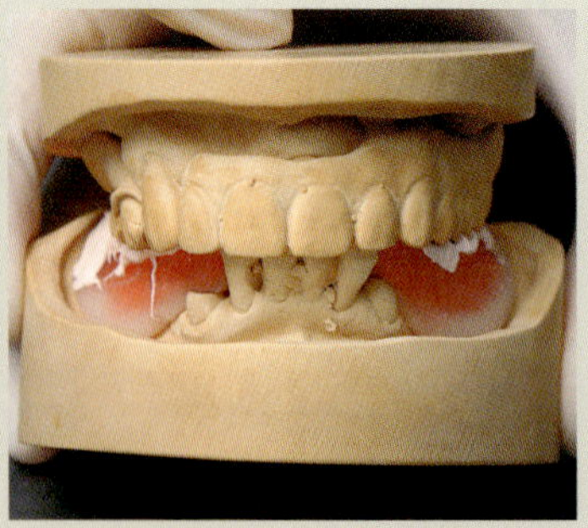

図3-9d 採得した下顎の位置関係を作業模型上で確認。

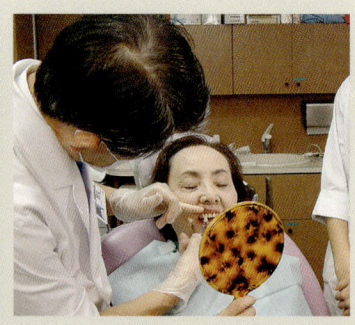

図3-9e 人工歯のシェードとモールドを選択。

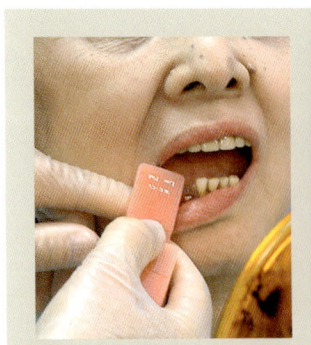

図3-9f 義歯床のシェードを選択。

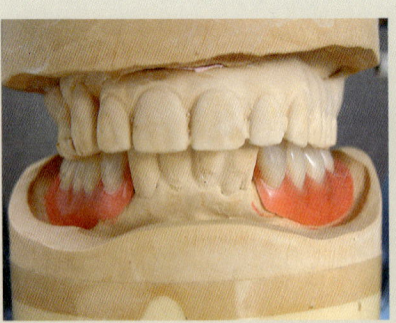

図3-9g 選択した人工歯を通法どおり排列。

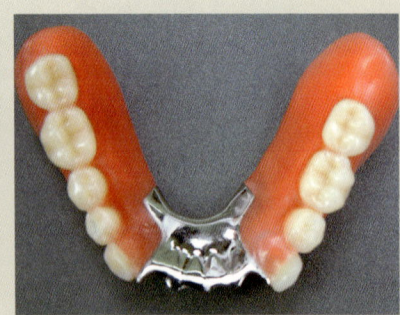

図3-9h 完成した蝋義歯。

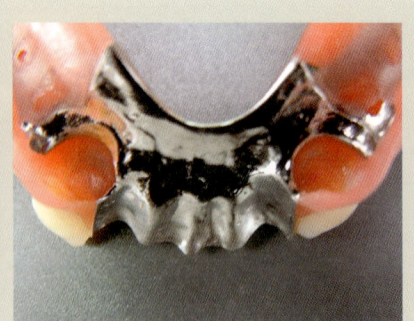

図3-9i 磁石構造体の入るスペースが均等に確保されている根面板相当部。

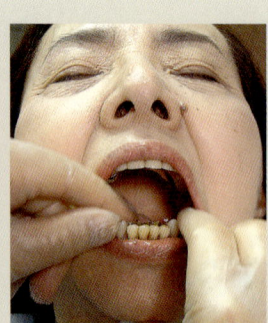

図3-9j 蝋義歯試適。

5 完成義歯装着

POINT

・完成義歯装着時には磁石構造体は取り付けず1週間ほど経過観察。

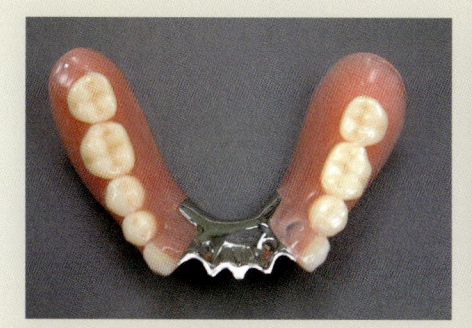

図3-10a　完成義歯研磨面。

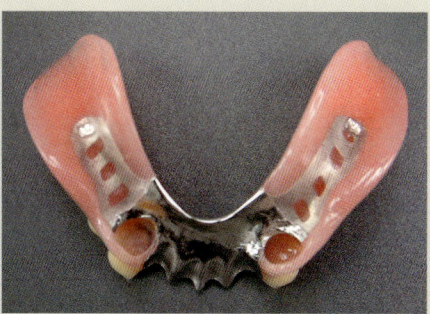

図3-10b　磁石構造体の入るスペースが均等に確保されている完成義歯粘膜面。

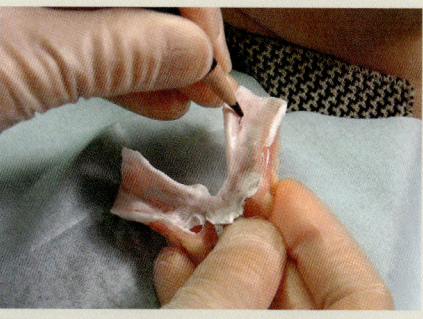

図3-10c　シリコーンなどを用いて適合を診査し、強く当たっている部位をマーキング。

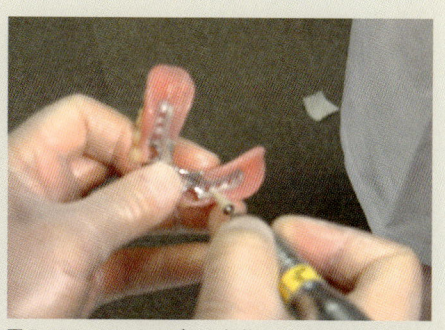

図3-10d　マーキングした部位をサンドペーパーコーンを用いて調整。

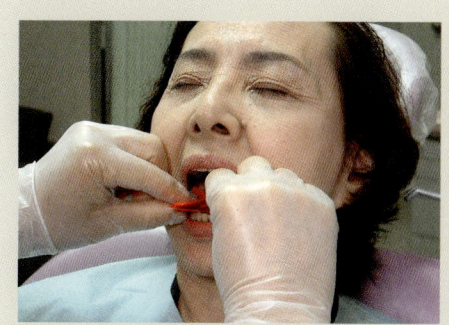

図3-10e　咬合紙を用いて咬合状態のチェック。

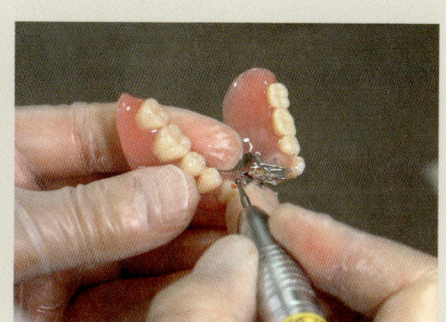

図3-10f　早期接触部位の咬合調整。義歯装着直後は磁石構造体を取り付けず1週間ほど経過観察。

6　磁石構造体の義歯内取り付け

POINT

- 磁石構造体のサンドブラスト処理と接着性レジンのコーティング。
- 根面板相当部のスペースに盛る常温重合レジンはモノマーリッチでその量は相当部全体の１／２〜３／４程度満たす。

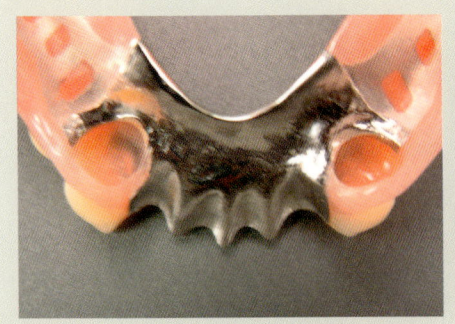

図3-11a　磁石構造体を取り付ける根面板相当部のスペース。

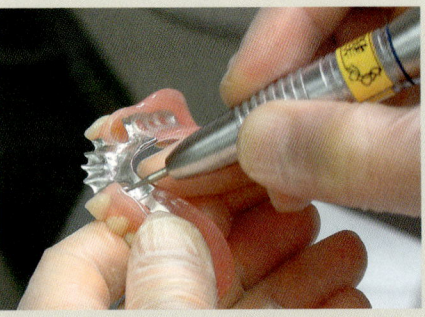

図3-11b　根面板相当部を一層削除しレジン新鮮面を出す。

図3-11c　磁石構造体のサンドブラスト処理を行い接着性レジンを塗布。

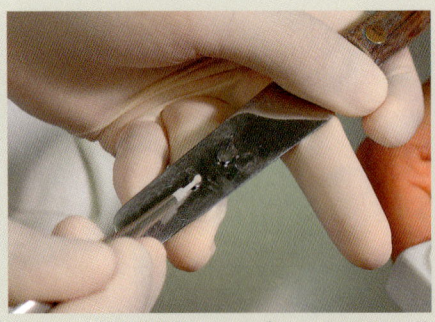

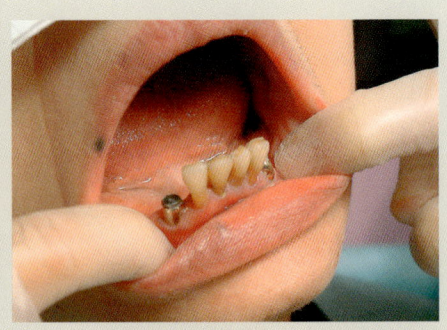

図3-11d　接着性レジンが塗布された磁石構造体をキーパー上に設置。

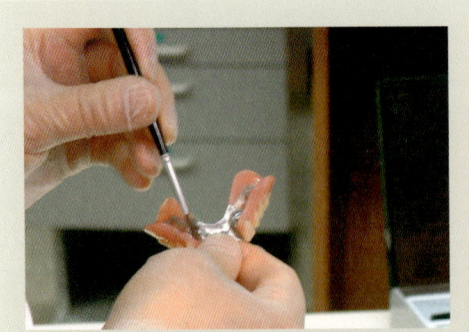

図3-11e　根面板相当部のスペースに盛る常温重合レジンの量は３／４程度。

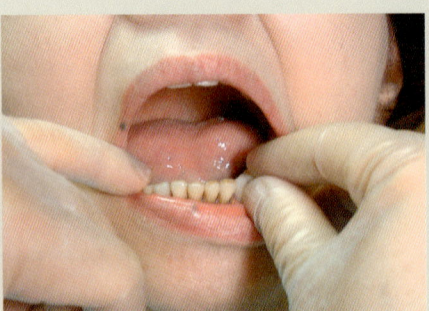

図3-11f　義歯を口腔内に戻し軽く咬合するように指示。

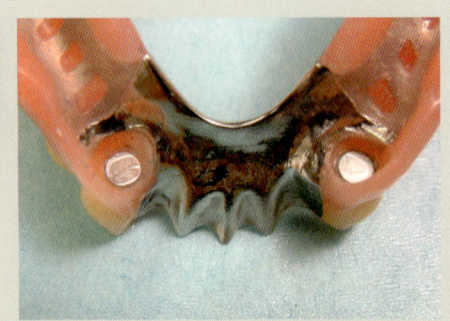

図3-11g　磁石構造体が取り付けられた完成義歯。

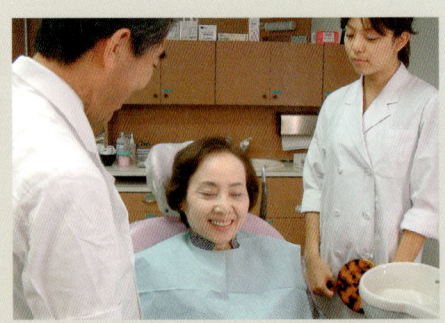

図3-11h　咬合に異常がないことを確認し義歯の取り扱いを説明。

2 直接法（キーパー非加熱法）

1 支台歯形成とポスト付きキーパーの取り付け（3）

POINT

・金属接着性のデュアルキュアレジンの使用。
・レジン製根面板にアンダーカットをつくらない。
・十分なチェアタイム。

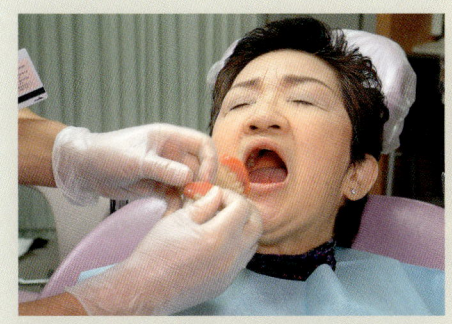

図3-12a　根面板が離脱し下顎義歯の不安定を主訴に来院。

図3-12b　二次う蝕がみられる下顎左側犬歯。

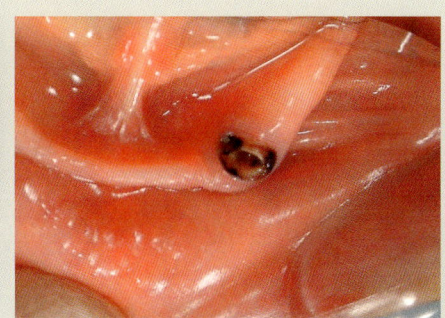

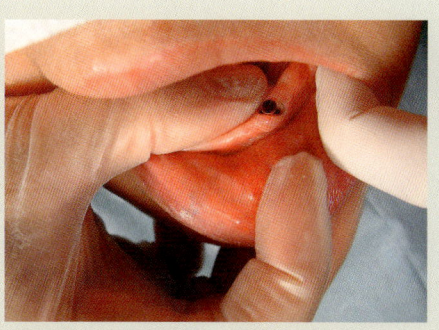

図3-12c　二次う蝕を除去し根面形成を行う。ついでポスト付きキーパーを試適。

図3-12d　デュアルキュアレジンを注入。

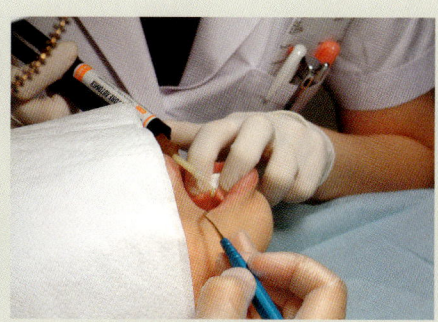

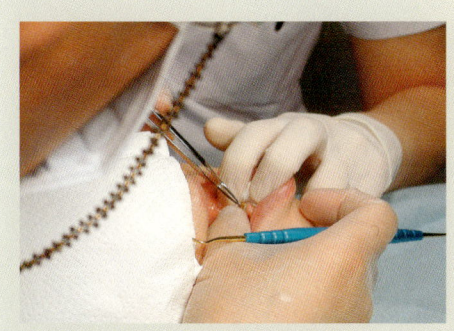

図3-12e　充填器等にて根面板の形態修正。

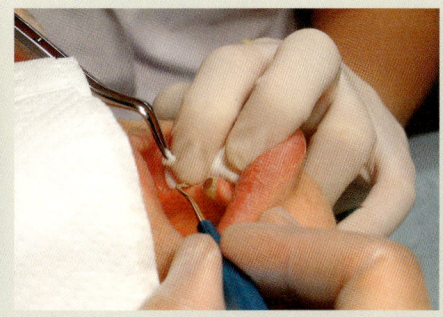

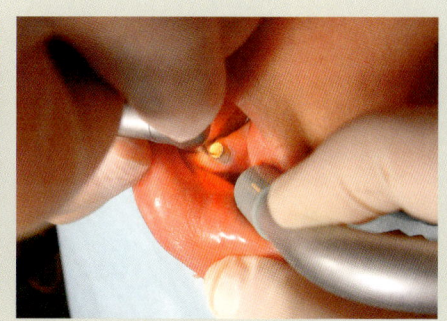

図3-12f　アルコール綿球にてキーパー表面に付着したレジンを除去。

図3-12g　根面板の形態修正がほぼ完了した段階で、光照射。

図3-12h　光照射後、研磨バーにて最終仕上げ。

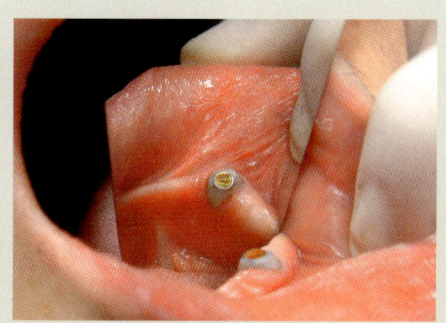

2　磁石構造体の取り付け（p.38参照）

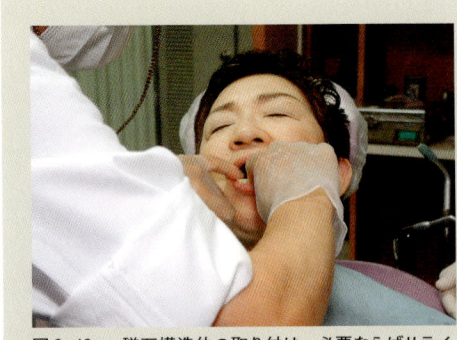

図3-13a　磁石構造体の取り付け。必要ならばリライニングも同時に行う。

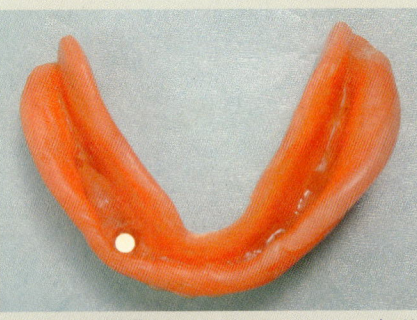

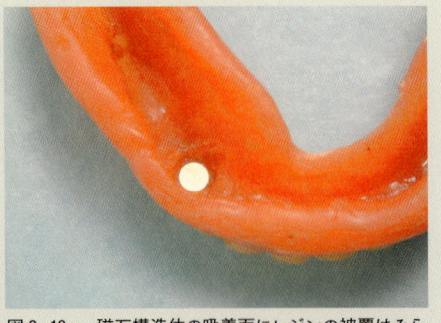

図3-13b　磁石構造体の取り付けとリライニングの終了した下顎義歯。

図3-13c　磁石構造体の吸着面にレジンの被覆はみられない。

3 セルフアジャスティング法

4 3|3 4 オーバーデンチャー症例

セルフアジャスティング機構付アタッチメント

原理

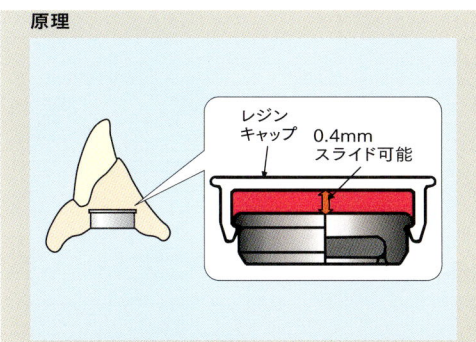

レジンキャップ
0.4mmスライド可能

製品システム

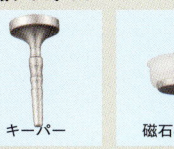

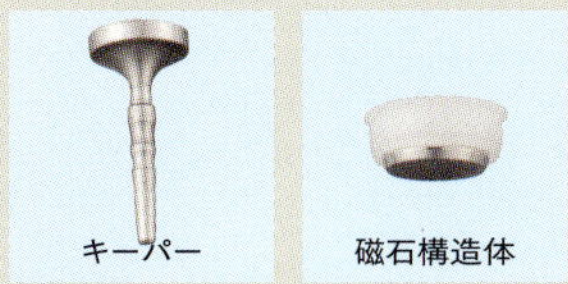

キーパー　磁石構造体

付属品

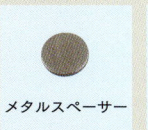

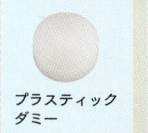

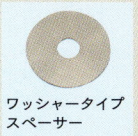

メタルスペーサー　プラスチックダミー　ワッシャータイプスペーサー

特長：0.4mmのスライド機構が可能にする粘膜と支台歯の沈下度の違いのセルフコントロール。
註：磁石の取り付けが技工所で実施できるシステム。

1　印象採得（チェアサイド）

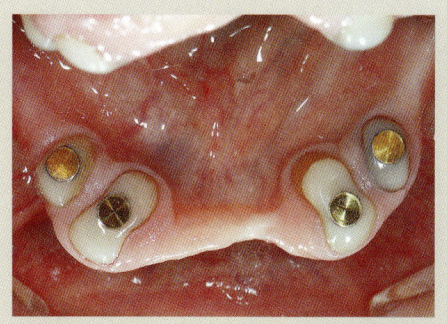

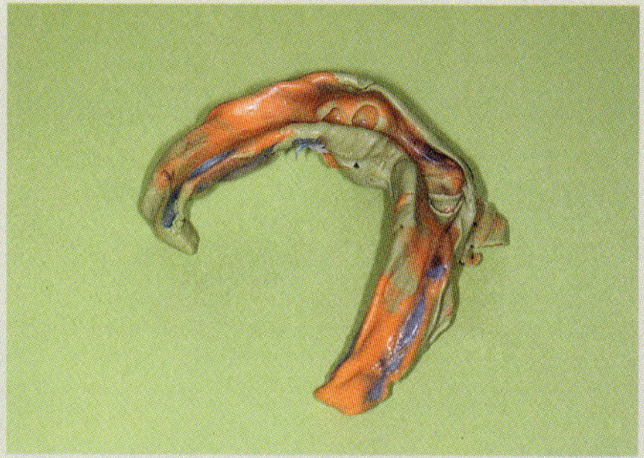

図3-14a1、2　キーパーが取り付けられた支台歯に対して、個人トレーを用いて欠損部の印象を採得する。 a1|a2

2　石膏模型作製（以下ラボサイド）

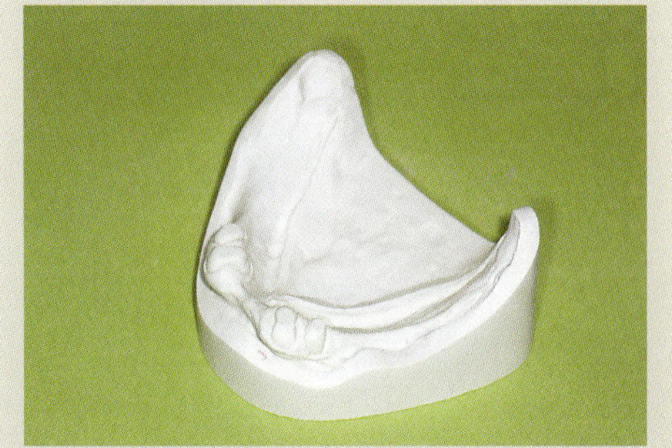

図3-14b　採得した印象に石膏を注入し、作業模型を製作する。

3　プラスチックダミーの設置とワッシャータイプスペーサーの設置

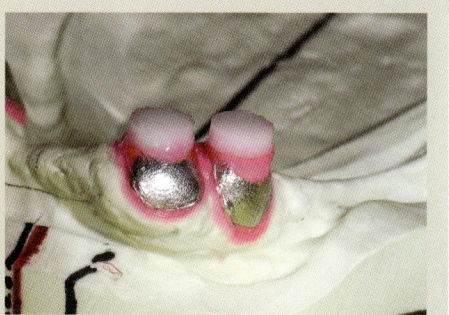

図3-14c1　磁石構造体のプラスチックダミーをキーパー上に瞬間接着剤などを用いて直接固定する。義歯の沈下空隙を確保するためのワッシャータイプスペーサーを設置する。

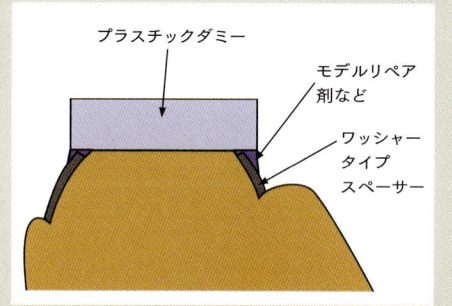

プラスチックダミー
モデルリペア剤など
ワッシャータイプスペーサー

図3-14c2　アンダーカットとなる部分を、モデルリペア剤、シリコン、石膏などで埋める。

4　人工歯の排列と歯肉形成

5　埋没、脱蝋

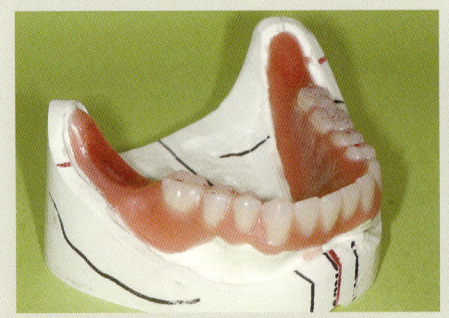

図3-14d　蝋義歯を製作、口腔内で試適を行う。

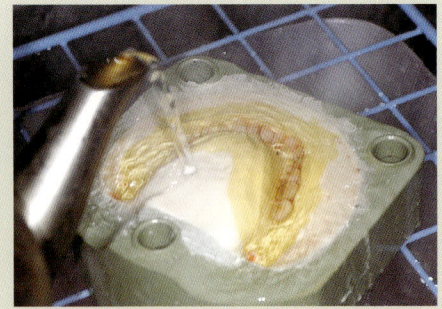

図3-14e　通法に従って埋没・重合を行う。重合法は常温重合法（流し込み）、加熱重合法のいずれの方法を用いてもよい。

6　義歯の仕上げ研磨

7　プラスチックダミーの除去

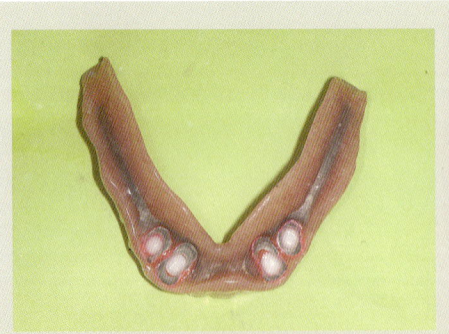

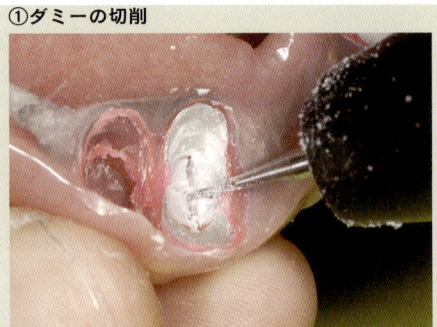

①ダミーの切削

②取り出し終了

図3-14f　通法に従って重合して取り出した後、仕上げ研磨を行う。

図3-14g1　プラスチックダミーにフィッシャーバーなどを用いて溝を付ける。このとき磁石構造体のスペースを傷つけないようにする。

図3-14g2　エバンス彫刻刀などを用いてプラスチックダミーを取り出した義歯。

8 ワッシャータイプスペーサーの除去

①スペーサーを取り出す

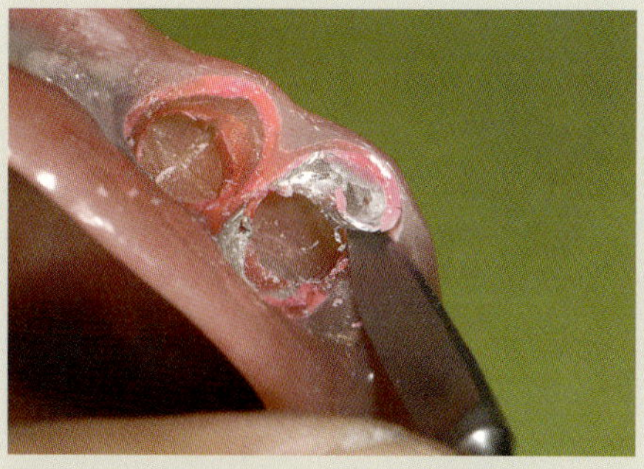

図3-14h1 ワッシャータイプスペーサーをエバンス彫刻刀などのインスツルメントを用いて取り出す。

②取り出し終了

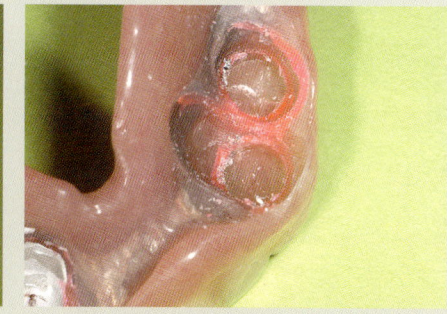

図3-14h2 ワッシャータイプスペーサーを取り出した義歯。

9 磁石構造体スペース辺縁の調整

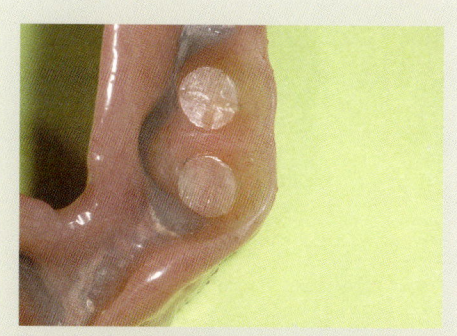

図3-14i 取り出した周囲に発生したバリなどをバーなどで研磨し、その内面を整える。ただし底面の削除はしないように注意する。

10 磁石構造体の準備

①メタルスペーサーの吸着

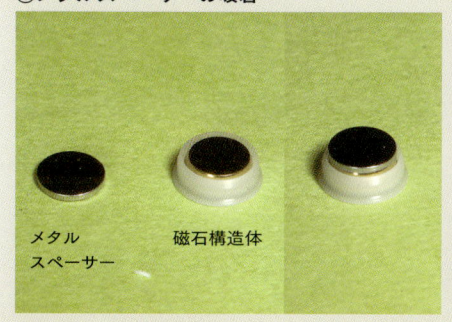

メタルスペーサー　磁石構造体

図3-14j1 磁石構造体にメタルスペーサーを吸着させる(右側)。

②メタルスペーサー辺縁の封鎖

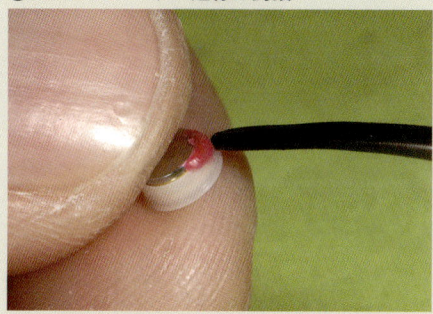

図3-14j2 磁石構造体の取り付けの際、合着用レジンが流入しないように吸着させたメタルスペーサ辺縁をワックスで封鎖する。

③辺縁の調整

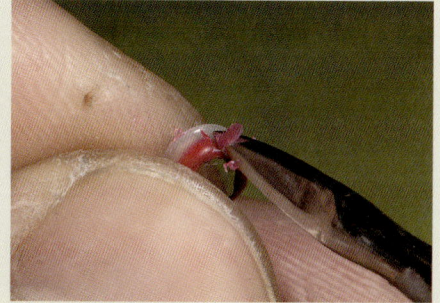

図3-14j3 磁石構造体及びメタルスペーサー側面に付着した余剰のワックスを取り除き、その周囲を滑らかにする。

④辺縁封鎖の終了

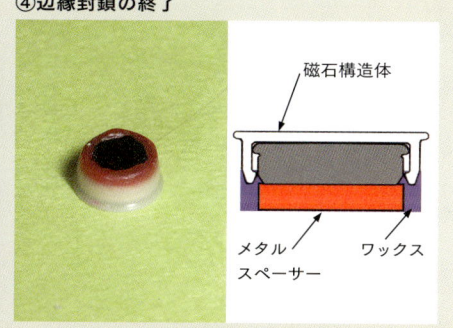

磁石構造体
メタルスペーサー　ワックス

図3-14j4 スペーサー辺縁の封鎖の終了。

11 磁石構造体の取り付け

①レジンプライマーの塗布

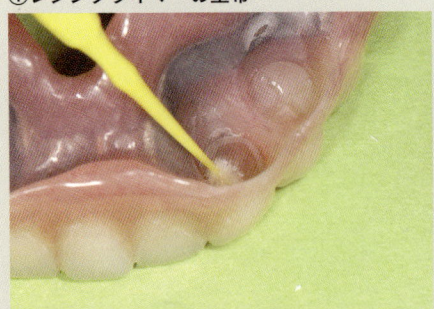

図3-14k1 磁石構造体の合着スペースを確認し、義歯底面にレジンプライマーを塗布する。

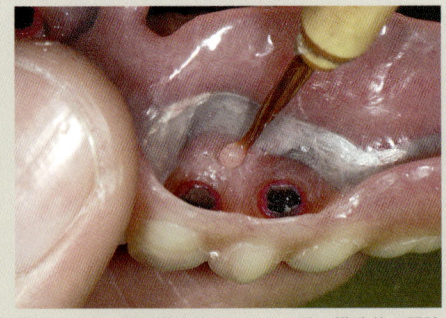

②シアノアクリルレートなどの塗布

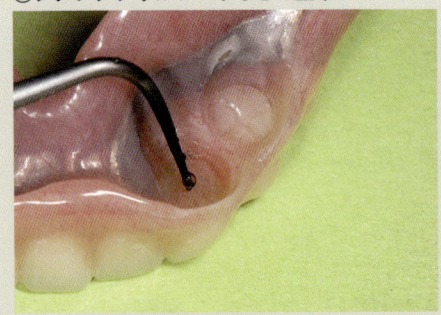

図3-14k2 磁石構造体の入るスペースの中心にごく少量のシアノアクリルレートを塗布する。

③磁石構造体の仮着

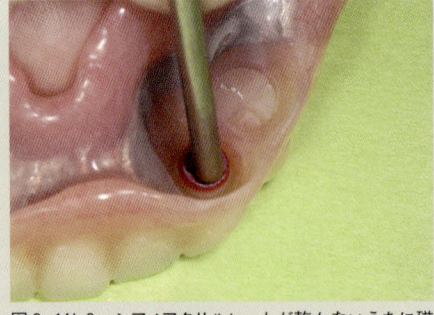

図3-14k3 シアノアクリルレートが乾かないうちに磁石構造体を設置して、仮着する。

④即時重合レジンの筆盛り

図3-14k4 磁石構造体スペースと磁石構造体の間隙を常温重合レジンを筆盛法で充填する。

⑤磁石構造体辺縁の研磨・調整

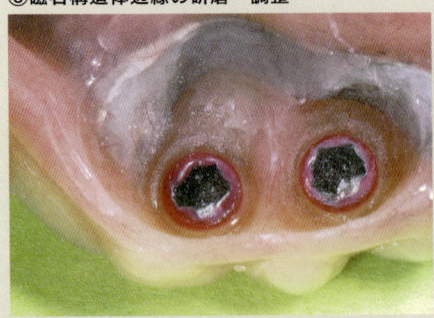

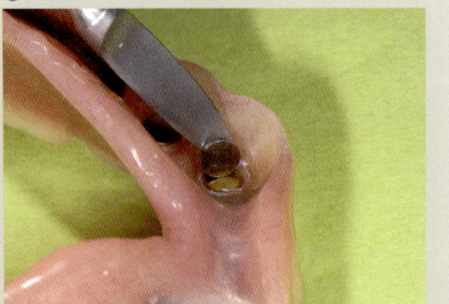

図3-14k5 磁石構造体辺縁にはみ出した余剰のレジンを調整する。

12 メタルスペーサーの除去

①スチーム噴霧によるワックスの除去

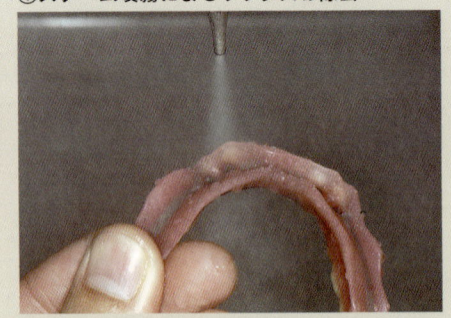

図3-14ℓ1 磁石構造体と義歯床間の常温重合レジンの調整終了後、スチーム噴霧によりワックスを除去・洗浄する。

②メタルスペーサーの取り外し

図3-14ℓ2 エバンス等のインスツルメントを用いてメタルスペーサーを取り外す。

13　磁石構造体合着部の研磨

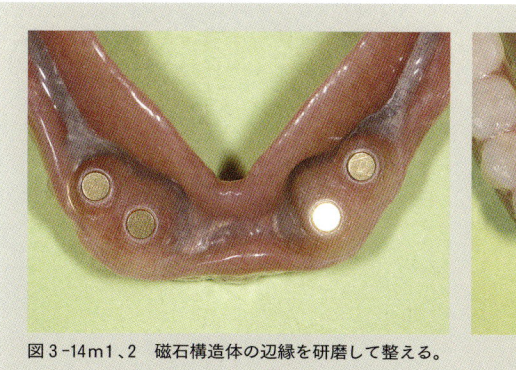

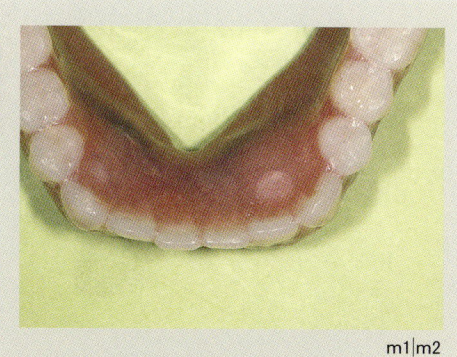

図3-14m1、2　磁石構造体の辺縁を研磨して整える。

m1｜m2

14　磁石構造体の動作確認

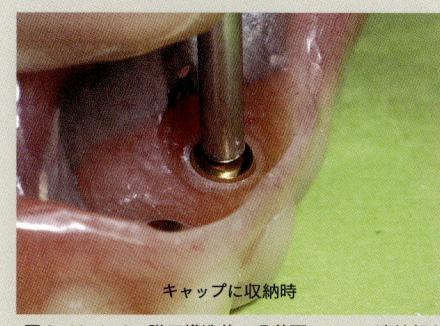

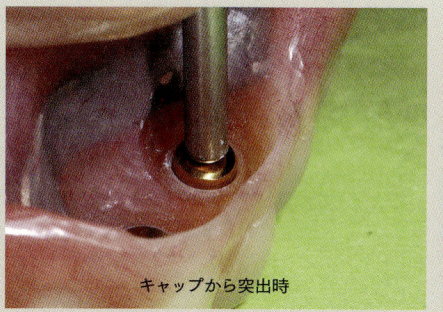

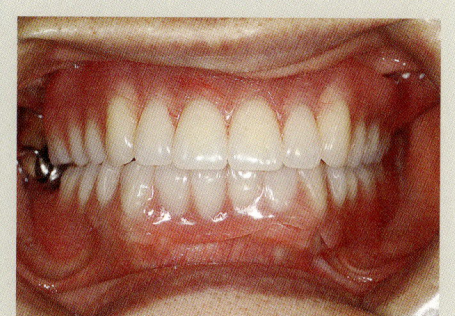

キャップに収納時

キャップから突出時

図3-14n1、2　磁石構造体の吸着面にバーの連結部などを吸着させ、中の磁石部が上下に動くことを確認する。
n1｜n2

図3-14o　義歯を口腔内に装着し、粘膜調整など仕上げを行う。

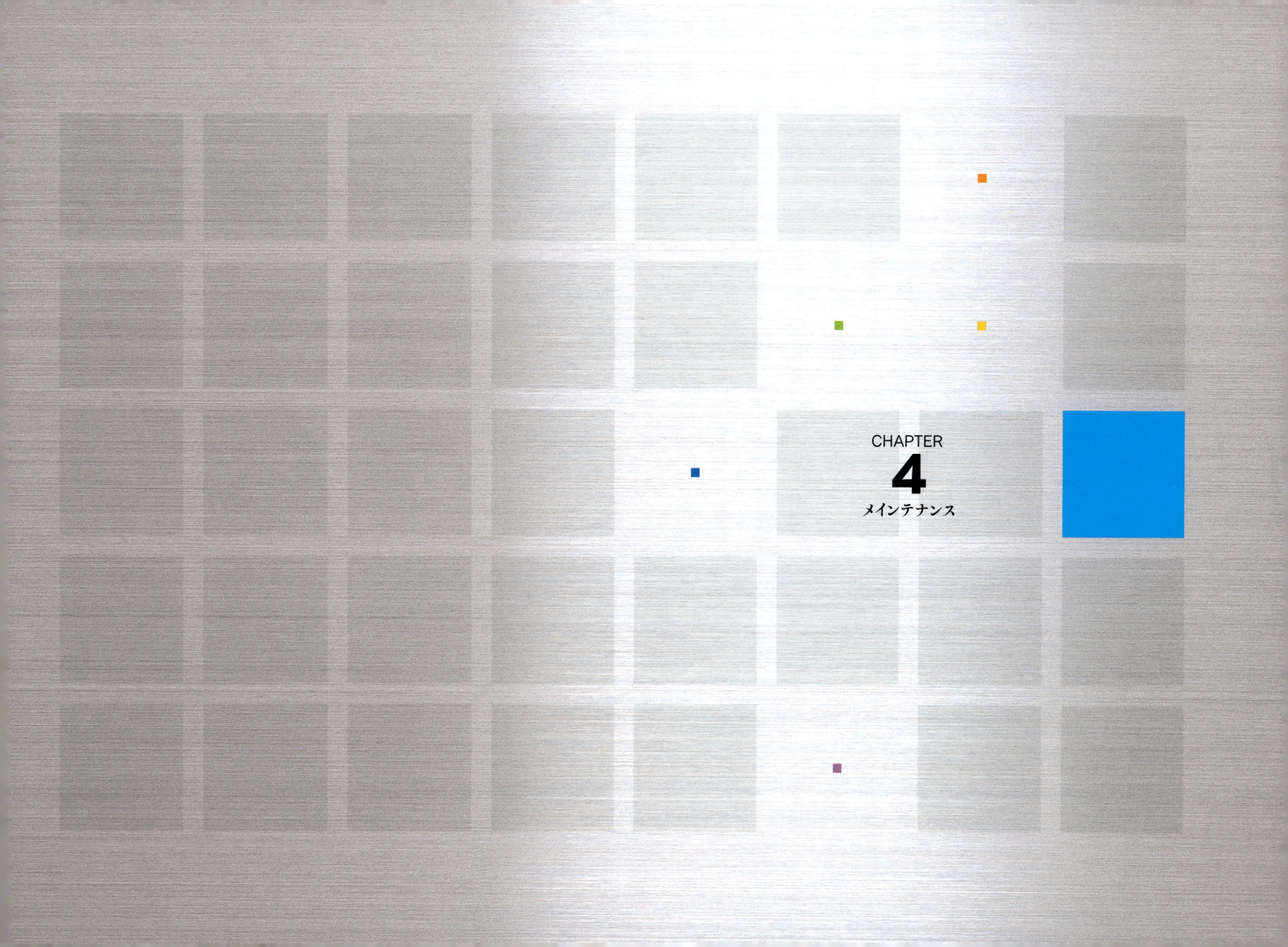

CHAPTER
4
メインテナンス

1　プラークコントロール（口腔内）

POINT

・磁性アタッチメントの予後の良否を左右するオーラルハイジーンの重要性の確認。
・3〜6か月毎の定期的リコール（PMTC）。

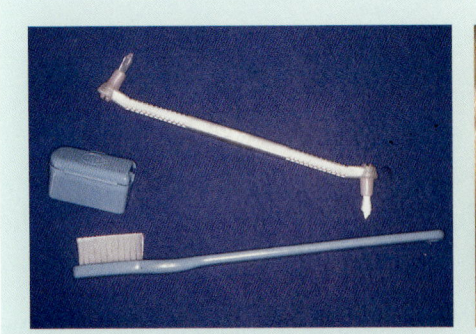

図4-1　軟毛ブラシとタフツブラシ。

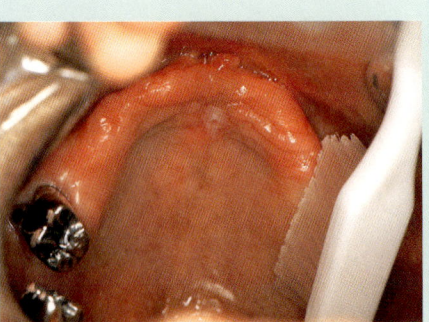

図4-2　歯肉の状態が良好であれば、軟毛ブラシを使用して、ポケット内を直接ブラッシング。

図4-3　歯間ブラシ。

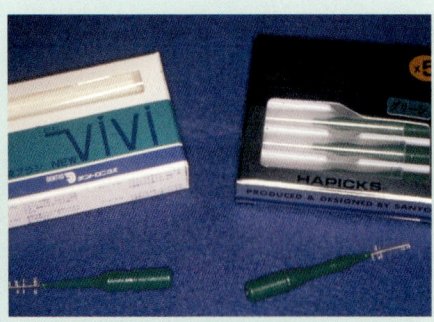

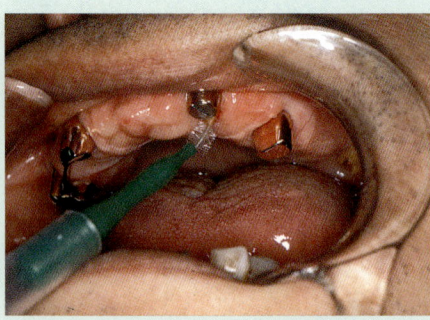

図4-4　ポケットが深い場合は、歯間ブラシをポケット内に挿入して清掃。

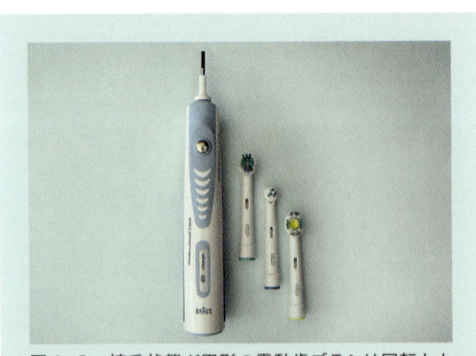

図4-5　植毛状態が円形の電動歯ブラシは回転と上下運動がえられ、根面板の清掃に最適である。

2 プラークコントロール（義歯）

POINT

・義歯洗浄剤の使用は問題なし。

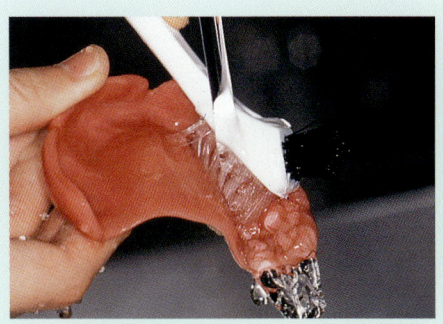

図4-6　磁石構造体が取り付けられている義歯は、形態的にも汚れやすいので丹念に清掃を行う。

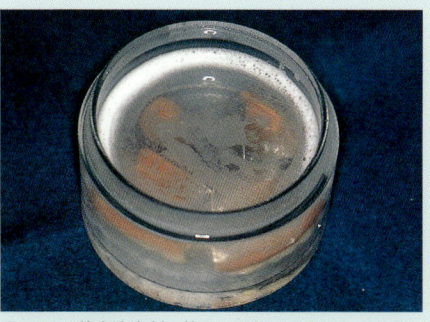

図4-7　義歯洗浄剤の使用は可能であるが、あくまで補助的な清掃手段。

図4-8　歯科医または歯科衛生士によるPMTCは必須。

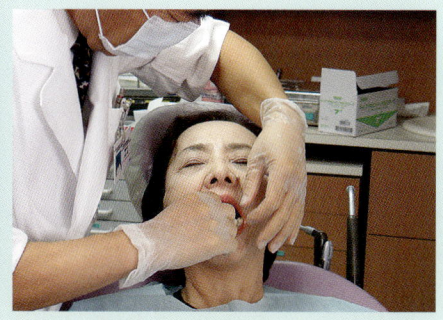

CHAPTER
5
リライニング

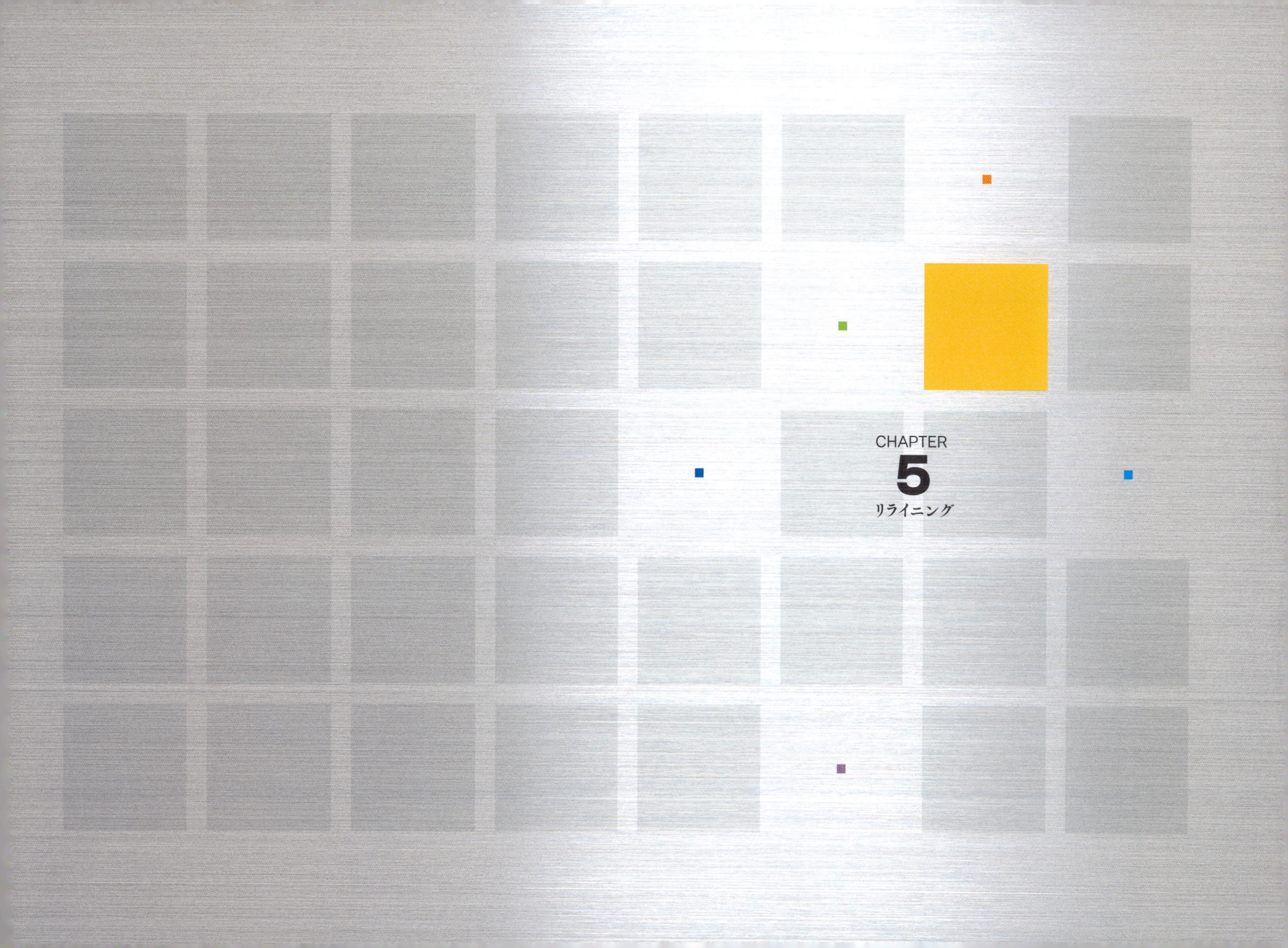

1 リライニング（1回法）

3 にマグネット

POINT

・レジンの流入を防止するため予め磁石構造体を除去。
・リライニング時の適正な加圧。
・リライニング材及び常温重合レジン硬化時間の把握（CD-ROM 参照）。

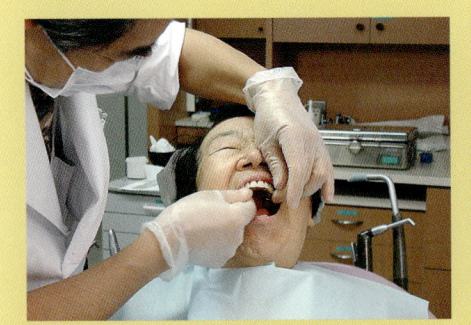

図5-1a　リライニング前の口腔内診査。

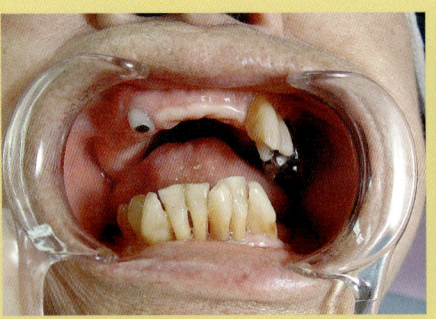

図5-1b　レジン製根面板のためリライニング材と接着しないよう注意。

図5-1c　磁石構造体周囲のレジンを切除。

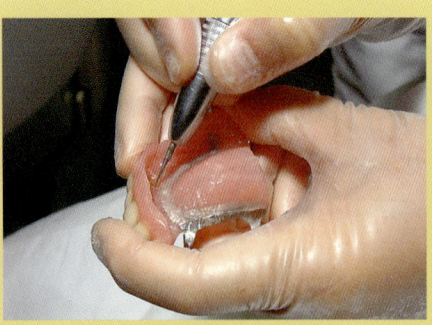

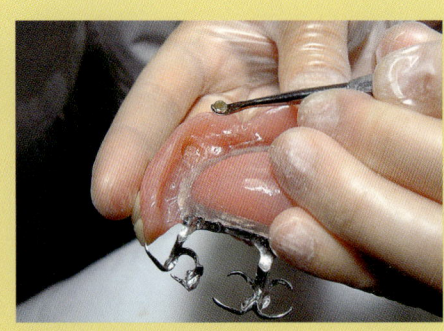

図5-1d　取り出された磁石構造体。

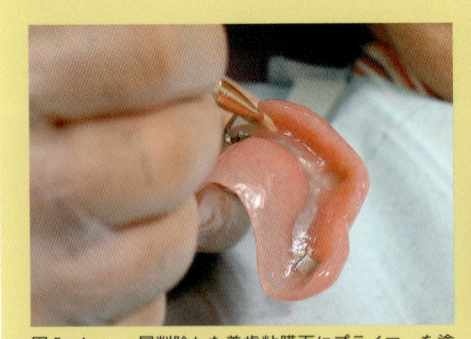

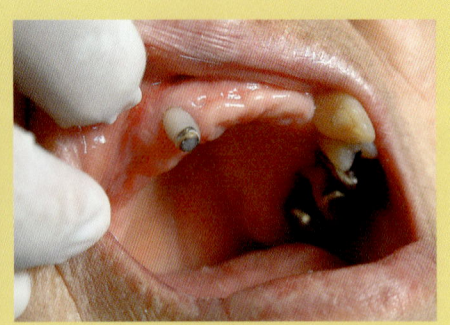

図5-1e　一層削除した義歯粘膜面にプライマーを塗布。

図5-1f　義歯との接着を確実にするため磁石構造体に接着性レジンを一層塗布。

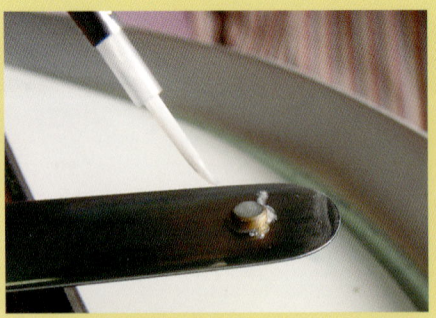

図5-1g　ワセリンなどの分離材が塗布されたレジン根面板部に磁石構造体を設置。

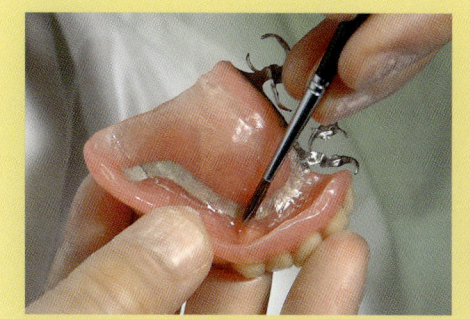

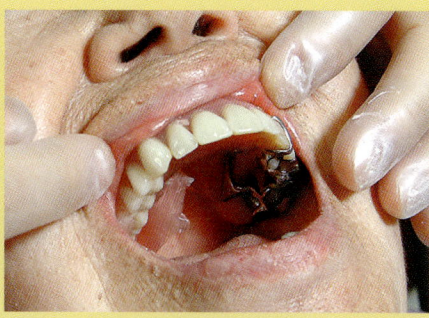

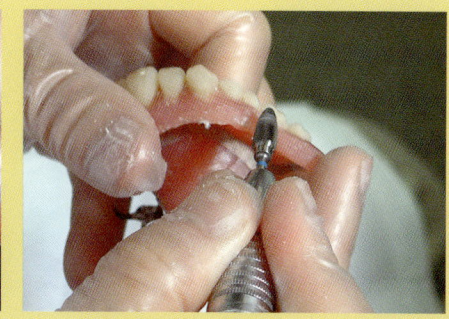

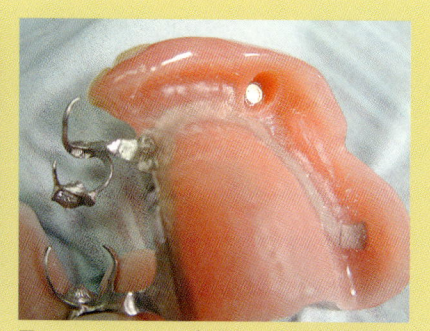

図5-1h　リライニング材と常温重合レジンを義歯粘膜面に築盛。

図5-1i　口腔内に装着し、軽く咬合することを指示。

図5-1j　義歯床辺縁のトリミング。

図5-1k　リライニングの完了した義歯粘膜面。

2 リライニング（2回法）

$\overline{3|3}$ にマグネット

POINT

- レジンの流入を防止するため予め磁石構造体を除去。
- リライニング時の適正な加圧。
- レジンの流入を防止するため予め磁石構造体取り付け部をシリコーン印象材で封鎖。

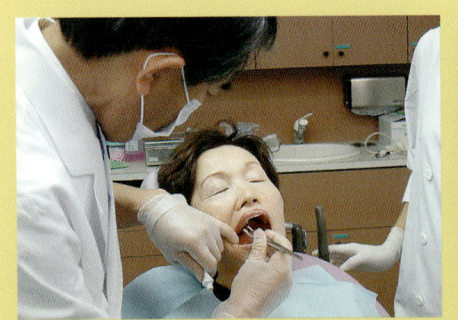

図5-2a　リライニング前の口腔内診査。

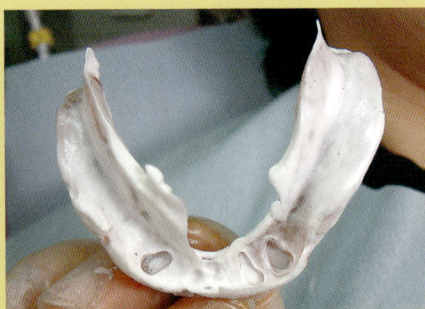

図5-2b　義歯不適合部位の診査。

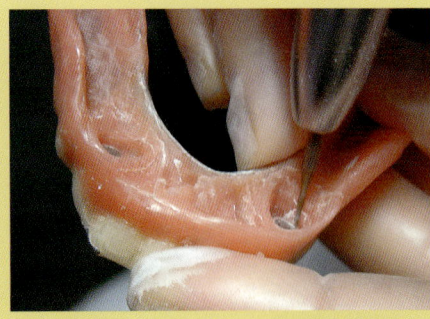

図5-2c　フィッシャーバーにて磁石構造体周囲のレジンを切除。

図5-2d　取り出された磁石構造体。

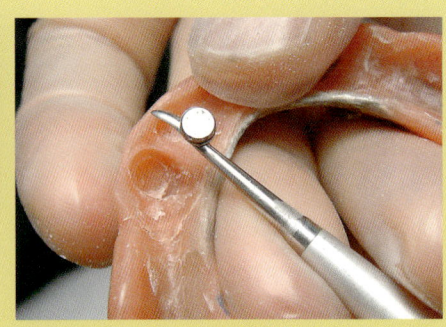

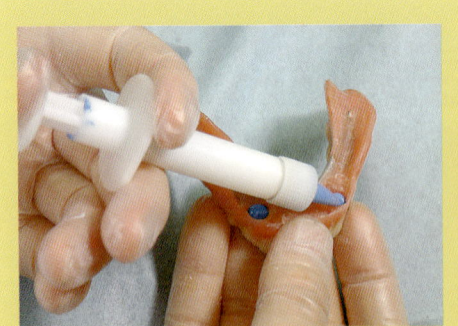

図5-2e　リライニング材流れ込み防止のため磁石構造体取り付け部にシリコーンを注入。

図5-2f　義歯を口腔内に装着。

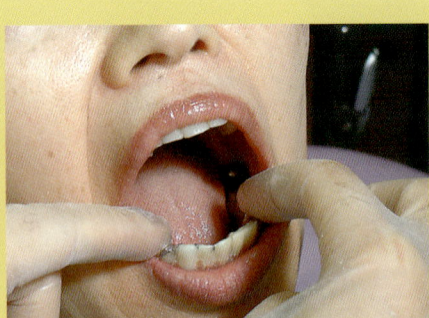

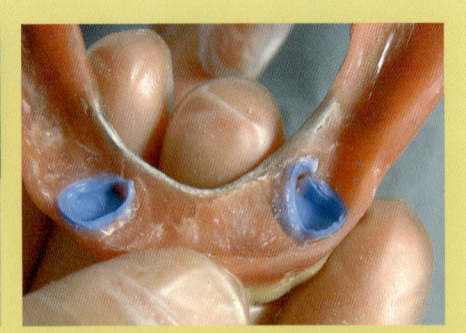

図5-2g　シリコーンによって封鎖された磁石構造体取り付け部。このままの状態でリライニング操作を行う。

図5-2h　義歯との接着を確実にするため磁石構造体に接着性レジンを一層塗布。

図5-2i　磁石構造体をキーパー上に設置。

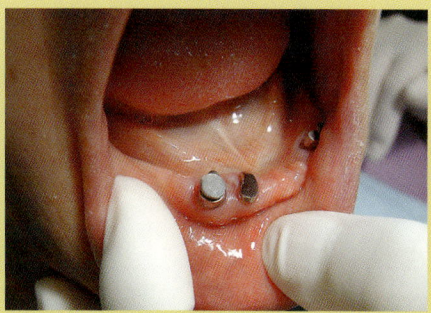

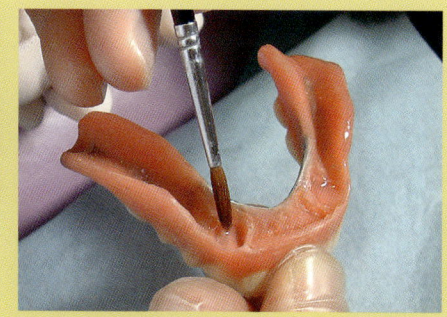

図5-2j　磁石構造体装着部のシリコーン印象材を除去し常温重合レジンを築盛。

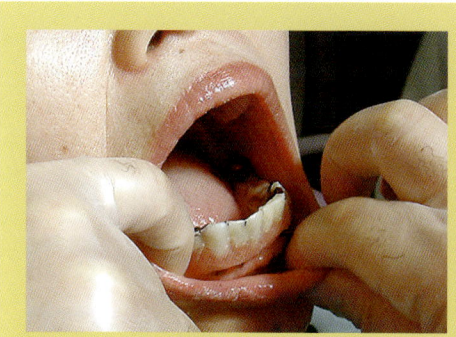

図5-2k　口腔内に義歯を戻し、軽く咬合することを指示。

図5-2ℓ　磁石構造体の取り付けとリライニングの完了した義歯粘膜面。

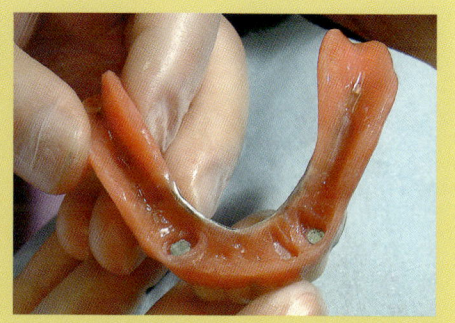

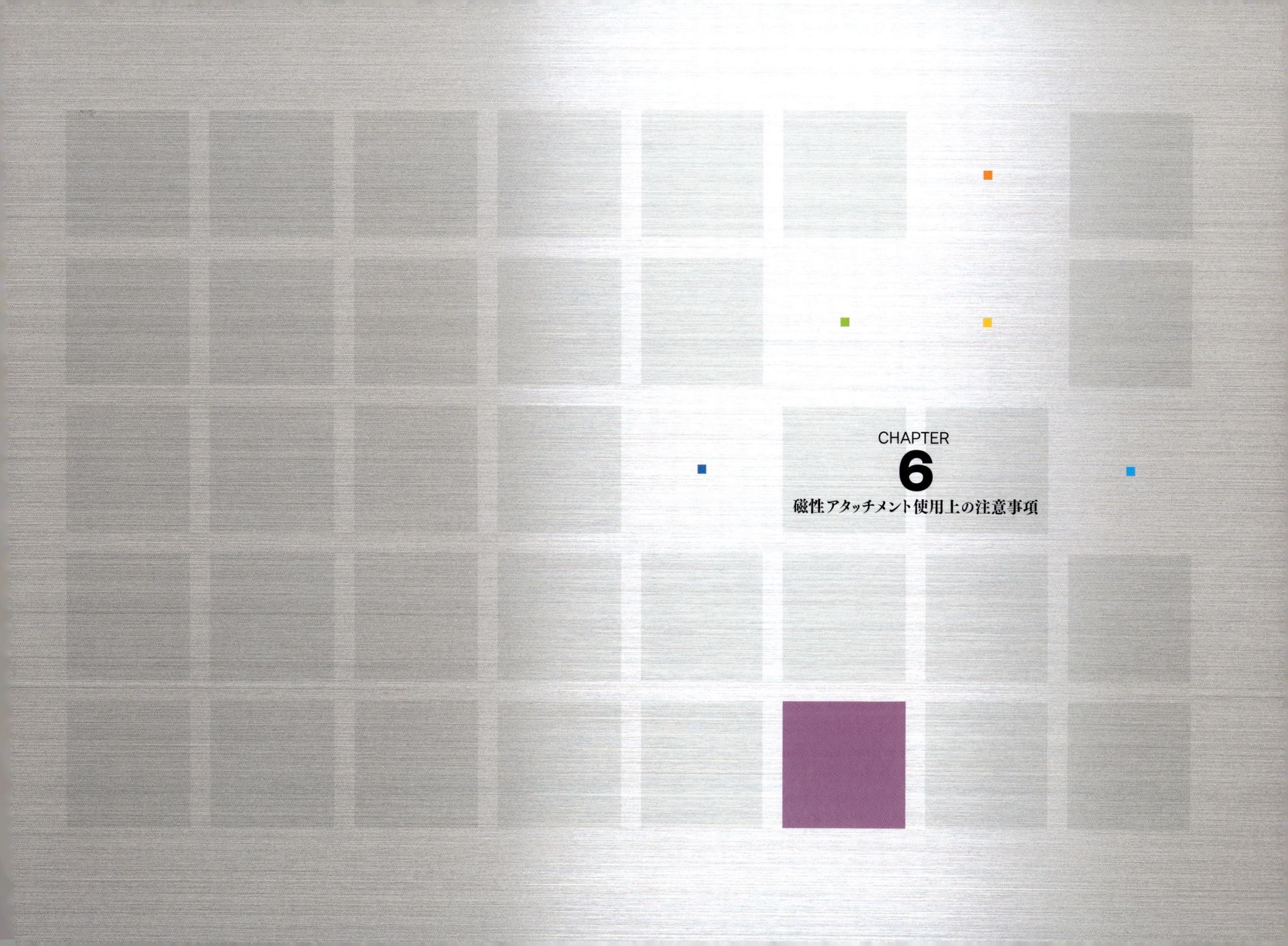

CHAPTER
6
磁性アタッチメント使用上の注意事項

1 MRI

　MRI撮像時には、磁石構造体が取り付けられている義歯を撤去しなくてはならない。磁石がアーチファクトとして作用し、像がゆがんでしまうからである。キーパーもアーチファクトとして作用するが、その影響は磁石と比べればぐっと小さく、頭頸部以外は問題とならない。MRI装置の磁場強度にもよるが、アーチファクトの大きさは、根面板を中心としてゴルフボールの大きさ程度であり、脳の像には影響をほとんど及ぼさない。

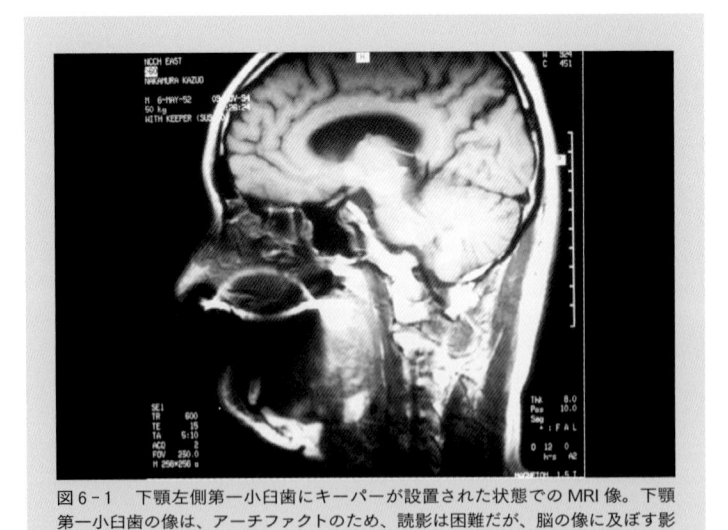

2 ペースメーカー

　ペースメーカー使用者のペースメーカー本体は、体内に存在するものであり、磁石構造体がペースメーカーにどんなに近接しても限りがある。したがって、日常生活の範囲内では磁性アタッチメントのペースメーカーに対する影響はないといえよう。ただし、もし、その患者さんがペースメーカーを使用していることが予め判明している場合は磁性アタッチメント以外の維持装置を選択した方が無難である。

図6-1　下顎左側第一小臼歯にキーパーが設置された状態でのMRI像。下顎第一小臼歯の像は、アーチファクトのため、読影は困難だが、脳の像に及ぼす影響はみられない。

CHAPTER
7
合着材料・付属品一覧

合着材料一覧

ステップ	種　別	合着剤（例）
ポスト付きキーパー合着	支台築造用レジン	クリアフィルDCコア（クラレ）
根面板口腔内合着	歯科用セメント	フジルーティングセメント（ジーシー）
磁石構造体合着前処理	金属接着性レジン	スーパーボンド（サンメディカル）
磁石構造体合着	即時重合レジン	ユニファストⅡ（ジーシー）

付属品一覧

ステップ	品　名	目　的
口腔診断時	サイズゲージ	対合歯との顎間距離を測定
根面板合着など	キーパーキャリア	根面板の試適・合着
義歯製作時	石膏ダミー（ラバーモールド）	磁石構造体のスペース確保
セルフアジャスティング法	プラスティックダミー	磁石構造体のスペース確保
セルフアジャスティング法	ワッシャータイプスペーサ	義歯の沈下空隙を確保
セルフアジャスティング法	メタルスペーサ	磁石構造体合着の際、合着レジンの流入を防ぐ

索　引

あ　行

印象採得	29
維持 without 把持	22
インプラントサポーティドオーバーデンチャー	20
エアーギャップ	10
MRI	58
オーバーデンチャーの利点、欠点	17

か　行

回転防止装置	28
カップタイプ	12
ガム模型	30
キーパー	10
キーパーキャリア	34
義歯洗浄剤	49
義歯の修理	26
研磨	33
咬合床	35
コクラン共同計画（Cochrane Collaboration）	17
コンプリートオーバーデンチャー	16

さ　行

サイズゲージ	24
サンドイッチタイプ	12
酸浴	32
Cr リッチ層	13
歯冠外アタッチメント	18
指向性	23, 25

磁石構造体	10
磁石構造体の義歯内取り付け	38
磁性アタッチメントの原理	10
磁性アタッチメントの構造	12
磁性アタッチメントの種類	14
磁性アタッチメントの利点	11
上顎前歯	23
即日応用	25, 26

た　行

電動歯ブラシ	17
ドーム型	24

な　行

ネオジム系の希土類磁石	12

は　行

バーアタッチメント	18
パーシャルオーバーデンチャー	16
把持力	24
破折歯	22
PMTC	48
プラークコントロール（義歯）	49
プラークコントロール（口腔内）	48
ペースメーカー	58
ポスト付きキーパー	39
ホルダー	31

ま　行
マグソフト® …………………………………………………… 14
マグフィット®RKR …………………………………………… 14
マグフィット®EX ……………………………………………… 14
マグフィット®SX2 ……………………………………………… 14
マグフィット®DX ……………………………………………… 14

や　行
有髄歯 …………………………………………………………… 18
ヨーク …………………………………………………………… 13

ら　行
リライニング（1回法） ………………………………………… 52
リライニング（2回法） ………………………………………… 54
レーザー溶接 …………………………………………………… 12

わ　行
ワックスアップ ………………………………………………… 31

マグネットデンチャーの臨床術式

2006年7月10日　第1版第1刷発行

著　　者　水谷　紘／中尾　勝彦

発 行 人　佐々木　一高

発 行 所　クインテッセンス出版株式会社
　　　　　東京都文京区本郷3丁目2番6号　〒113-0033
　　　　　クイントハウスビル　電話 (03)5842-2270(代表)
　　　　　　　　　　　　　　　　(03)5842-2272(営業部)
　　　　　　　　　　　　　　　　(03)5842-2275(編集部)
　　　　　web page address　http://www.quint-j.co.jp/

印刷・製本　サン美術印刷株式会社

Ⓒ2006　クインテッセンス出版株式会社　　　　禁無断転載・複写
Printed in Japan　　　　　　　　　　　　　　落丁本・乱丁本はお取り替えします
　　　　　　　　　　　　　　　　　　　　　　ISBN4-87417-915-0　C3047

定価は表紙に表示してあります